Td 252
A.

DU SPIRITISME

DU

SPIRITISME

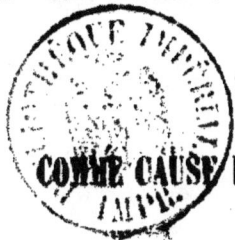

CONSIDÉRÉ

COMME CAUSE D'ALIÉNATION MENTALE

PAR

M. Philibert BURLET

EX-INTERNE DES HOPITAUX
MEMBRE ADJOINT DE LA SOCIÉTÉ DES SCIENCES MÉDICALES DE LYON

———~~~~~———

LYON

IMPRIMERIE DE RICHARD ET Cⁱᵉ

RUE TUPIN, 31, PRÈS DE LA BOURSE

—

1863

DU
SPIRITISME

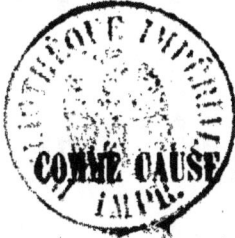

CONSIDÉRÉ

COMME CAUSE D'ALIÉNATION MENTALE

PAR

M. Philibert BURLET

EX-INTERNE DES HOPITAUX
MEMBRE ADJOINT DE LA SOCIÉTÉ DES SCIENCES MÉDICALES DE LYON

———~~^v^v^v^v^v~~———

LYON

IMPRIMERIE DE RICHARD ET Cⁱᵉ

RUE TUPIN, 31, PRÈS DE LA BOURSE

—

1863

A MON ONCLE PHILIBERT BURLET

TÉMOIGNAGE RECONNAISSANT

A M. LE DOCTEUR JACQUEMET

PROFESSEUR AGRÉGÉ A LA FACULTÉ DE MÉDECINE DE MONTPELLIER

HOMMAGE RESPECTUEUX

AVANT-PROPOS

Je me propose, dans ce travail, non pas d'attaquer le spiritisme en tant que doctrine; je ne prétends démontrer ni la solidité ni la faiblesse d'un édifice religieux déjà ancien, abandonné pendant un grand nombre de siècles et recrépi de nos jours par de nouveaux manœuvres. Non, ceci n'est pas mon but; ceci est l'affaire de la théologie. A elle de combattre dogmatiquement la foi médianimique, si la foi médianimique est contraire à ses dogmes.

Un danger plus imminent reste à signaler et à combattre. Les idées spiritistes, en s'étendant, en se propageant sans obstacle, ont souvent ébranlé et détruit la raison chez les personnes qui ont voulu les étudier. Me plaçant donc à un point de vue médical, et seulement médical, je chercherai à prouver théoriquement et par des faits que les pratiques spiritistes peuvent agir comme cause directe et efficiente de folie, et par conséquent que le spiritisme doit rentrer dans le cadre étiologique des maladies mentales.

DU SPIRITISME

CONSIDÉRÉ

COMME CAUSE D'ALIÉNATION MENTALE

PREMIÈRE PARTIE

L'exagération des idées religieuses, les croyances au surnaturel, l'amour du mystérieux, en agissant vivement sur l'esprit humain, ont toujours été de puissantes causes d'aliénation mentale.

Chez tous les peuples, aux diverses époques de l'histoire de l'humanité, dans l'antiquité appelée païenne et dans les jours pieux et ignorants du Moyen-Age, les maladies mentales furent, pour la plupart, le résultat des pratiques dévotes et des terreurs religieuses.

Le XVIIIe siècle et sa philosophie, tout en secouant le joug sous lequel le théocratisme avait courbé les âmes, ne purent vaincre complètement nos tendances à la superstition, et il s'est toujours rencontré des hommes qui surent, en se fondant sur la connaissance du cœur humain, exploiter audacieusement notre penchant pour le merveilleux. Tels furent, entre autres, le comte de Saint-Germain, Cagliostro, Mesmer et actuellement, mais au-dessous, infiniment au-dessous de ces personnages, les sieurs Home, l'Écossais, et Allan-Kardec, dont nous aurons à nous occuper plus tard.

De nos jours encore, malgré les travaux scientifiques qui poussent tout vers les choses positives et utiles, malgré l'instruction qui, généralisée dans les masses, pas assez cependant aux vœux de tous les hommes sérieux, a éclairé et fortifié les intelligences; malgré le scepticisme devenu général en matière religieuse et en matière morale, par suite de la prédominance des intérêts pécuniaires, nous sommes presque aussi crédules, aussi faibles, aussi naïfs que dans les premiers âges pour tout ce qui nous est présenté comme mystère, surnaturel, impossible.

En nous efforçant, en affectant de ne vouloir croire à rien, nous en sommes venus à accepter, avec la plus étonnante facilité, les choses les plus absurdes.

« N'avons-nous pas été témoins, dit M. Morel, d'une véritable épidémie intellectuelle qui nous a envahis du fond de l'Amérique et qui a ranimé chez tant de personnes la croyance aux influences surnaturelles? La possession de nos tables et de nos meubles par les esprits infernaux n'est-elle pas la résurrection sous une autre forme, moins dangereuse heureusement, des croyances qui avaient cours au Moyen-Age? » (*Traité des maladies mentales*).

Cette facile crédulité nous explique comment il se fait qu'une nouvelle théorie sur le monde futur, théorie ayant la prétention de nous faire connaître notre sort et notre destinée au delà de la tombe, le spiritisme enfin, puisque c'est le nom que les inventeurs ont donné à leur doctrine, prenne aujourd'hui même tant d'extension parmi nous, et vienne s'ajouter comme cause d'aliénation mentale aux causes déjà si nombreuses que portent

avec elles les mœurs de notre époque. Quelle est cette
doctrine ? Les spirites professent que les âmes, une fois
séparées des corps qu'elles ont animés, gardent dans un
monde invisible une vie propre, indépendante, distincte,
pendant laquelle, conservant la conscience du bien et du
mal, du juste et de l'injuste, elles sont plus ou moins
heureuses, suivant qu'elles ont fait plus ou moins de
bien dans leur existence matérielle. Après avoir, pendant un certain laps de temps, été punies ou récompen-
sées de leurs actions terrestres, les âmes viennent se
réincarner dans un autre corps et constituer dans leurs
transmigrations successives, soit sur la terre, soit sur un
autre globe habitable, notre planète n'ayant pas le mono-
pole de ces êtres surnaturels, des individualités, des personnages plus ou moins importants. C'est pendant leur
existence à l'état d'*esprit* que les âmes peuvent venir
se mettre en rapport avec ceux qui habitent encore le
monde matériel.

Ces esprits sont divisés en trois classes, d'après leurs
mérites. La première classe est constituée par les *esprits
purs*, c'est-à-dire arrivés à la perfection, ne devant plus
se réincarner et jouissant de toute la plénitude de la sagesse et du bonheur.

La deuxième classe est constituée par les *bons esprits*.
Inférieurs aux premiers, ceux-ci doivent, avant d'atteindre à la pureté, souffrir quelques réincorporations dans
un des globes de l'espace. — Les membres de ces deux
catégories ne peuvent donner que de bons conseils aux
humains.

La troisième classe, et c'est la plus nombreuse, est for-
mée par les *esprits imparfaits* ; c'est la populace du ciel
avec tous les vices de la populace de la terre. Ce sont ces
esprits qui, par des tentations mauvaises, cherchent à
précipiter les hommes dans le mal et par là les empê-
chent d'arriver à la perfection. Les esprits de la troisième classe ont encore un grand nombre d'incarnations
à parcourir pour arriver à la sagesse. Enfin, aucun

esprit, soit bon, soit imparfait, ne peut rétrograder. Chacune de ces incarnations est un pas de fait vers la perfection.

C'est à l'aide d'une enveloppe semi-fluide, éthérée, de nature matérielle, mais cependant impalpable, nommée *périsprit*, ne nous abandonnant jamais, ni pendant la vie, ni pendant la mort, ni dans le monde des esprits, que ceux-ci accomplissent les actes par lesquels ils se révèlent à nos sens. Le périsprit est pour les esprits ce que la baguette était pour le magicien, un instrument à tout faire. — Et admirez comment peu à peu un charlatanisme persévérant a su donner une forme et un corps a une superstition qui, il y a quelques douze ans, était à peine conçue. Ce n'est plus seulement par des coups frappés et retentissants sur les portes et sur les murs, ce n'est plus seulement par la danse des tables et des meubles que les esprits se manifestent à nous; ce ne sont plus les esprits infernaux comme autrefois, mais les âmes même des morts, de nos parents, de nos amis et d'autres que nous n'avons jamais connus, qui viennent se communiquer aux vivants, écrire avec nos mains, parler avec nos voix, nous révéler enfin des secrets plus ou moins importants du monde invisible, suivant que les esprits qui les apportent sont plus ou moins élevés dans la hiérarchie, dans l'échelle sociale de leur empire, et suivant que nous-mêmes sommes plus ou moins dignes de ces hautes faveurs.

Tout cela dans un but de moralisation et pour le plus grand bonheur du genre humain.

Tel est en quelques lignes le résumé de la doctrine des esprits, telle qu'elle est enseignée du moins dans cette multitude de brochures et de volumes répandus dans le public par les apôtres, non moins spéculateurs que zélés, de la nouvelle religion, et dont M. Allan-Kardec est le type.

Habilement manœuvré par des individus nommé *médiums*, sans doute parce qu'ils servent d'intermédiaires entre les esprits et le monde terrestre, le spiritisme a fait en peu de temps des progrès rapides. Les adeptes, les prosélytes qu'il compte, deviennent de jour en jour plus nombreux.

Il est vrai de dire que c'est dans les villes, dans les grandes villes surtout, que le spiritisme a porté ses prêtres et trouvé son principal champ d'exploitation; l'agglomération d'un grand nombre de personnes a toujours été très-favorable au développement des idées bonnes ou mauvaises et aux succès des charlatans. Mais il n'est pas douteux que, dans un avenir plus ou moins rapproché, le mal n'aie pénétré plus loin, car un grand nombre de cités sont devenues comme autant de foyers d'où s'élève, pour rayonner dans les environs et de là se propager de proche en proche dans les campagnes, la lumière spiritiste.

Disons encore que la partie éclairée des populations a su, à part quelques rares exceptions, ne voir dans le spiritisme qu'une grossière duperie pratiquée sur une large échelle. Et effectivement, des femmes, des jeunes filles surtout, avec bon nombre d'ouvriers plus ou moins ignorants ou paresseux, forment l'immense majorité des fidèles.

Lyon, pour sa part, a déjà fourni un beau contingent de fous par spiritisme. Cette ville, où les jongleries intellectuelles et autres ont toujours obtenu un très-beau succès, est devenue comme la place forte de la secte. Cette affirmation n'a rien de hasardé. Elle est fondée sur les renseignements précis que j'ai demandés et reçus sur l'état du spiritisme dans les autres grandes villes de France. De l'aveu même d'un médium des Brotteaux, le nombre de ses adhérents s'est, depuis dix-huit mois, prodigieusement augmenté. « Lyon, dit M. Figuier, avec ses hauts lieux, la croupe de la Croix-Rousse et les sommets de Fourvières, représente très-bien ce que les spiritistes appellent un lieu fatidique. » Aussi il n'est pas surprenant que cette ville qui, à la fin du siècle dernier, éleva un temple au grand thaumaturge Cagliostro et qui comptait de nombreux adeptes dans l'illuminisme (M. Franck, Mémoire lu à l'Académie des Sciences morales et politiques), accepte et digère fort bien les paroles célestes que chaque jour les esprits lui servent.

Les propagateurs des idées spiritistes soutiennent, sans le prouver toutefois, que leur doctrine est incapable de produire l'aliénation mentale. Bien plus, l'un d'entre eux va jusqu'à prétendre que le spiritisme est un préservatif assuré contre la folie, et voici les raisons qu'il en donne : « Parmi les cas les plus nombreux de surexcitation cérébrale, il faut compter les déceptions, les malheurs, les affections contrariées.....; or, le vrai spirite voit les choses de ce monde d'un point de vue si élevé, elles lui paraissent si petites, si mesquines auprès de l'avenir qui l'attend; la vie est pour lui si courte, si fugitive, que les tribulations ne sont pour lui que les incidents désagréables d'un voyage. Ce qui chez un autre produirait une violente émotion, l'affecte médiocrement. Il sait d'ailleurs que les chagrins de la vie sont des épreuves qui servent à son avancement, s'il les subit sans murmure, parce qu'il sera récompensé selon le courage avec lequel il les aura supportées. Ses convictions lui donnent donc une résignation qui le préserve du désespoir et par conséquent d'une cause incessante de folie et de suicide. » Il y aura bientôt dix-huit siècles et demi que les apôtres du christianisme vinrent prêcher dans le monde ces idées, qui déjà n'étaient pas nouvelles. Ils ne se doutaient guère alors, les fondateurs de notre religion, qu'elles serviraient un jour à étayer la doctrine des demoiselles Fox.

Du reste, autre chose est d'affirmer et autre chose de prouver; et nous tenons pour tout-à-fait fantaisiste et imaginaire le portrait qui est ici donné du vrai spiritiste.

Notre opinion est que les idées des médiums sont parfaitement capables de troubler les facultés mentales. Ce n'est pas que nous prétendions que la folie résultant des pratiques spiritistes revête toujours une forme en rapport avec la cause qui l'a produite; non : bien que nous ignorons « jusqu'à quel point les causes déterminantes de la folie ont de l'influence sur les formes de l'aliénation mentale (M. Parchappe), » il est de remarque générale que les idées délirantes n'ont le plus souvent aucun rapport avec leurs causes génératrices. Le délire religieux, par exemple, le délire des persécutions ne reconnaissent presque jamais pour causes un sentiment religieux porté à l'excès ou des persécutions endurées de la part d'autrui; et ce n'est pas chez les personnes les plus élevées par leur fortune ou leur position sociale que se manifeste ordinairement le délire des grandeurs.

Si, dans les observations que nous allons rapporter, la plupart des sujets atteints d'aliénation mentale ont une forme de délire qui ne rappelle en rien la cause même de ce délire, il ne s'ensuit pas que l'on doive regarder le spiritisme comme incapable de produire la folie; mais seulement que le délire produit par lui sera, comme tout délire produit par toute autre cause, « en rapport avec le degré de sensibilité de l'individu, son éducation, ses mœurs, son caractère, avec les dispositions natives qui le rendent plus accessible à la crainte, à la colère, à la haine, à la jalousie, etc. (M. Morel); » en rapport, en un mot, avec les passions et les idées habituelles du délirant.

Si l'on nous demande comment le spiritisme agit dans la production de la folie, nous répondrons qu'il ne la produit pas différemment que toutes les autres causes morales qui peuvent entraîner après elles l'aliénation mentale. Et ces causes, en agissant subitement ou à la longue sur l'intelligence, en concentrant la pensée le plus souvent sur un seul objet et en l'isolant de tout ce qui n'est pas cet objet; ces causes, dis-je, finissent par ébranler, par troubler les opérations de l'esprit, par en user les ressorts.

En tant que cause de folie, cette doctrine des esprits ressemble à tous les autres systèmes religieux et doit agir comme eux sur la raison humaine. Il est remarquable vraiment que, partout et toujours, toutes les religions, sans exception, ont été des causes puissantes, incessantes, de pertubation mentale. Nous n'examinerons pas ici les raisons de ce fait, malheureusement trop général et trop vrai. Le spiritisme n'échappe pas à cette condition, à cette loi, dirai-je.

Il est prouvé, par la statistique, que des deux communions protestante et catholique, la première donne plus de fous que la seconde. Ce résultat peut s'expliquer par le droit que possède tout protestant d'interpréter librement et à sa façon les livres saints qui renferment sa doctrine, droit que n'a pas le catholique soumis et obligé de croire à des dogmes sur lesquels il lui est défendu d'avoir d'autre opinion que celle de l'Église.

Or, dans le spiritisme, chacun peut discuter, interpréter, dogmatiser à son gré; là, point de limite, point de frein à l'essor, aux divagations, aux extravagances de la pensée. De plus, de deux choses l'une: le spiritiste est médium où il ne l'est pas. Dans le premier cas, l'imagination, absorbée par ce prétendu pouvoir de communiquer facilement avec des êtres supérieurs, s'exalte outre mesure.

Dans le deuxième cas, le spiritiste préoccupé d'une seule idée, celle d'acquérir la médiumnité et ses avantages, travaille sans cesse à atteindre ce but. Pendant un temps plus ou moins long, toutes ses facultés, tout son être, si je puis parler ainsi, tendent, convergent vers ce seul but. Cette tension de l'esprit n'est pas sans s'accompagner d'un sérieux danger; et l'on peut dire, ou que le spiritiste est déjà fou avant d'être médium, ou que, s'il n'est pas encore fou, il ne tardera pas à le devenir.

Ceci n'est pas un portrait fait à plaisir. L'expérience nous a prouvé que c'est de cette manière, le plus souvent, que les spiritistes arrivent au délire. Ce délire sera variable, c'est-à-dire aura des formes diverses, suivant les divers individus.

Depuis quelques années, l'hospice de l'Antiquaille de
Lyon et les autres établissements spéciaux du département du Rhône ont donné asile à un assez grand nombre de malheureux, devenus fous pour avoir cherché à
acquérir le pouvoir de communiquer avec les esprits.
C'est parmi eux que nous avons pris nos observations.

OBSERVATION I. — *Manie chronique, délire ambitieux.*

M. Th..., 55 ans, né de parents inconnus, est cultivateur;
tempérament très-nerveux; instruction primaire passable. Il
est marié, sans enfant. Catarrheux depuis trente ans; il est en
outre sujet, depuis plusieurs années, à la dyssenterie tous les
étés; religieux sans exagération, très-sobre et de mœurs irréprochables, n'a jamais été gravement malade.

Au mois d'avril de 1861, cet homme, qui n'avait jusque-là
donné aucun signe de dérangement dans les idées, commença à
s'occuper de spiritisme et de médiums, d'abord sans y attacher
de l'importance. Bientôt il annonça sérieusement à sa femme
que sa main, guidée par les esprits, écrivait les réponses aux
questions qu'on lui faisait; on venait le consulter sur le sort des
personnes mortes et sa main répondait malgré lui. Il n'eut
que des idées délirantes à opposer aux sages observations de sa
femme.

Pendant toute une nuit, et malgré ses sentiments religieux, il
se mit à prêcher contre l'archevêque de Lyon et les prêtres du
diocèse. Placé par sa femme dans l'établissement de St-Georges,
à Bourg, il y resta trois mois sans éprouver aucune amélioration;
au contraire, il y devint avide et gourmand. A son retour chez
lui, le délire persista. Th... soutint qu'il avait deux femmes,
qu'il devait prêcher les préceptes de l'agriculture, il ne reconnaissait plus ses amis. S'étant enfui plusieurs fois de son domi-
cile, situé dans un des faubourgs de Lyon, il fut un jour arrêté
par la police dans une de ses excursions et amené à l'Antiquaille le 28 octobre 1861.

Dans cet hospice, l'état de Th... est resté le même. Th... s'est
nommé lui-même inspecteur en chef des cultures; c'est sous ce
titre qu'il a visité, dit-il, la Hollande, l'Italie, en y prêchant et

glorifiant les travaux des campagnes. Actuellement ses idées ne se sont modifiées. Outre sa passion pour la culture des champs, il se croit prêtre, ange; il passe la journée à admirer le soleil. Il est parfaitement calme, parle peu, ne travaille jamais. Les fonctions organiques s'accomplissent très-bien.

Notre ami et collègue, M. Chambard, qui a recueilli cette observation, n'a trouvé comme cause de la folie de Th... que l'influence du spiritisme.

OBSERVATION II. — *Manie aiguë, folie mutilante; mort.*

M. Br..., italien, âgé de 38 ans, célibataire, d'un tempérament nervoso-sanguin et d'un caractère très-gai. Rien du côté de l'hérédité.

Cet homme, qui est colporteur, parcourt chaque année les diverses grandes foires de la France. Tous les ans, il vient passer deux ou trois mois avec des parents qu'il a à Lyon. Il ne revient jamais dans cette ville sans rapporter des fleurs et des plantes étrangères pour ses amis et ses voisins, auprès desquels il passe pour très-instruit et très-habile à guérir bon nombre de maladies.

L'année dernière il assista très-souvent à des séances de spiritisme chez un médium de la rue de Marseille, à la Guillotière, et il partit au mois d'octobre, la tête déjà exaltée, en emportant avec lui plusieurs ouvrages spiritistes. Personne n'avait plus entendu parler de lui, lorsqu'en juillet dernier, B... fut ramené de Beaucaire par la gendarmerie chez ses parents de Lyon. Le malheureux était devenu fou.

Dans son délire, il parle continuellement d'esprits, d'évocation, de médiums; il écrit même des phrases entières sans grande signification, dictées, prétend-il, par son esprit familier.

(Dans la doctrine spiritiste, il existe pour chaque individu vivant un esprit spécialement chargé de veiller sur lui.)

Le 27 juillet, ayant été enfermé par ses parents dans leur atelier de serrurerie, situé au rez-de-chaussée, B... alla vers la fenêtre et soutint une longue dispute avec plusieurs esprits placés dans le soleil, qui l'injuriaient. Après cela il déchira ses habits, s'élança contre les murs la tête la première, finit par s'échapper par l'imposte de l'appartement et se précipita tout nu dans la rue.

Saisi et contenu par quelques voisins, il est porté chez le commissaire de police, qui refuse de s'en charger. Br..., alors laissé seul sur la voie publique, se dirige toujours tout nu vers le quartier des Terreaux où le poste militaire s'empare de lui. C'est en vain qu'on s'efforce de lui passer quelques vêtements; Br... met tout en pièces, et on est obligé de le lier dans un sac pour le transporter au bureau central de la police, où il est mis au cachot. Pendant toute la nuit il pousse des cris véhéments, se frappe la tête contre les murs de la prison avec une telle force qu'on entend les coups retentir dans les pièces voisines, et se dilacère le visage.

M. le docteur Sérullaz, appelé le 23 juillet au matin, pour constater l'état du prisonnier, trouva celui-ci appuyé contre la muraille, entièrement nu, sanglant, la lèvre inférieure pendante en un lambeau déjà noirâtre et ne souffrant aucunement de cette plaie fort irrégulière et à peine saignante. Transporté à l'Antiquaille, Br.., pendant tout le trajet, ne cessa de fixer le soleil en menaçant les esprits qu'il s'imaginait y voir.

A son arrivée à l'hospice, nous constatons une gangrène superficielle du cuir chevelu au niveau de la suture sagittale, avec ecchymose des paupières. Agitation et loquacité extrêmes.

Si on demande à B..., pourquoi il s'est fait ces mutilations, il répond que sa famille a mis la première le pied dans la Gaule cisalpine; qu'elle fit alors un pacte avec un esprit nommé Cêtre. Cet esprit puissant a voulu s'emparer de lui, et c'est dans la bataille qu'il a soutenue pour lui résister, qu'il a reçu les blessures que nous voyons. Du reste, Br.. s'estime très-heureux d'en être quitte pour si peu de chose, car l'esprit aurait pu lui briser les reins. Br... est médium passionné. Souvent les esprits lui parlent, le font écrire malgré lui. Il nous assure que s'il n'avait pas eu un caractère de fer, il serait certainement devenu fou; que l'étude du spiritisme est très-dangereuse pour le vulgaire, et que les livres des médiums devraient être brûlés.

Pendant les quelques jours que le malade passa à l'asile, son délire fut général avec prédominance très-grande des idées spiritistes. Il chercha plusieurs fois à se faire de nouvelles mutilations pour obéir à l'esprit. Des symptômes graves ne tardèrent pas à se manifester du côté de la poitrine. B... mourut le 7 août d'une méningite compliquée de pneumonie et sans même avoir montré un seul instant un éclair de raison.

Cette observation nous prouve très-bien que, dans certains cas, le délire peut avoir une forme en rapport avec sa cause productrice. B... en est un frappant exemple.

OBSERVATION III. — *Délire aigu suivi de mélancolie.*

Mlle S..., âgée de 29 ans, tailleuse, de Lyon. Cette femme d'un tempérament lymphatique, a toujours été bien menstruée ; elle a reçu une bonne instruction primaire, est très-pieuse, irréprochable dans ses mœurs, d'un caractère peu expansif et mélancolique. Rien du côté de l'hérédité.

Au mois de février dernier, Mlle S... fut conduite par une de ses amies dans une réunion spiritiste. Vivement impressionnée par ce qu'elle vit dans ces séances où elle retourna plusieurs fois, elle ne parlait plus que des esprits, de la réalité de leur existence, de leur puissance, etc. Prise de dégoût pour son travail, elle aimait à s'enfermer seule dans sa chambre, à consulter les esprits, à écrire leurs réponses, leurs conseils. Nous possédons quelques feuilles de papier, sur lesquelles se trouvent des phrases écrites ainsi par elle sous l'influence spiritiste. En voici quelques-unes très-souvent répétées : « Prie pour moi, mon enfant ; le temple de Dieu ne s'est pas bâti en un jour ; la foi ne se donne pas ; je te le promets ; » et autres semblables, qui n'ont de signification que pour celle qui les traçait.

Au mois de juillet dernier, S... devint plus sombre, plus concentrée en elle-même, et commença à donner des signes non équivoques d'aliénation mentale, à avoir des hallucinations. Elle entend dans sa poitrine des voix impérieuses qui lui commandent de se lever, de partir, d'injurier les acheteurs qui se présentent chez sa mère. Elle prétend, en outre, avoir la tête complétement creuse, soutient et prêche devant plusieurs personnes qu'elle est la sainte Vierge, la mère de Jésus-Christ, récite et commente des versets de l'Evangile, etc.

Le 22 août, un accès de manie furieuse se déclare : Mlle S... menace de tuer tous ceux qui l'approchent, de se tuer elle-même; repousse et renverse trois personnes qui veulent la maintenir, essaie de mordre quand on la touche. Le lendemain, cette agitation extrême fait place à une légère prostration; la raison ne reparaissant pas, Mlle S... est remise aux mains de M. le docteur Lacour, à l'hospice de l'Antiquaille, où elle est encore aujourd'hui en traitement.

Mlle S... est calme, tranquille, ne répond à aucune question, ne prononce dans toute la journée que quelques mots incompréhensibles. Son visage pâli exprime la douceur et la mélancolie. Quand on lui parle de spiritisme elle se détourne, mais sans colère.

Les fonctions organiques s'accomplissent bien.

OBSERVATION IV. — *Délire aigu, mort.*

M. F. R..., propriétaire cultivateur, 75 ans, habite, aux environs de Lyon, un village où il vit seul. C'est un homme encore très-vigoureux, qui paraît avoir toujours joui d'une bonne santé. Il est amené à l'Antiquaille le 10 décembre 1861, atteint d'un délire aigu très-intense et tout-à-fait général. Le médecin qui l'a soigné chez lui attribue sa folie, qui date de trois jours seulement, a ce qu'il « a voulu approfondir la nouvelle science ou doctrine religieuse des spirites. »

Au milieu d'une loquacité incohérente, on distingue bien les mots d'apparition, d'esprits, de médiums et autres analogues, mais ils ne peuvent être considérés comme constituant un caractère prédominant du délire.

L'état de ce malheureux s'est promptement aggravé; des symptômes évidents de méningite n'ont pas tardé à se manifester; R... a succombé, le 17 décembre, sept jours après son entrée à l'asile.

OBSERVATION V. — *Manie aiguë, délire ambitieux.*

Mlle V..., 43 ans, tempérament lymphatico-sanguin, pas d'enfant, a toujours été bien réglée. Elle a reçu une bonne instruction primaire et est très-pieuse. Caractère doux et paisible; son père et sa mère sont morts très-âgés; il n'y a jamais eu d'aliéné dans la famille.

Un de ses oncles, M. B..., capitaine retraité et goutteux, a fait les guerres de l'Empire. V... aime à lui faire raconter ses campagnes, à lire l'histoire de Napoléon et des grands guerriers. Jusqu'en 1862, elle a vécu de son travail de couturière.

A la fin de 1861, M. B..., le capitaine, âgé de 77 ans, devient extrêmement perclus par suite de douleurs goutteuses compliquées d'une maladie de cœur. Mlle V... prodigue ses soins à son oncle qu'elle aime beaucoup, jusqu'à la mort de M. B..., arrivée le 6 janvier 1862.

Quelques jours après le décès de son mari, Mme veuve B... entend ou croit entendre pendant la nuit et même pendant le jour de violents coups frappés sur les murs, sur les meubles, dans les armoires, derrière le portrait du défunt; les portes s'ouvrent et se ferment avec fracas sans cause apparente. Mlle V... reçoit les confidences de sa tante et en reste vivement impressionnée. Enfin Mme B... va consulter un médium. Par l'intermédiaire de celui-ci, l'esprit de M. B... vient écrire une lettre dans laquelle il réclame des prières, des neuvaines, raconte ses souffrances et finit par demander une pendule qui lui indique les heures, parce que le temps lui dure beaucoup dans le Purgatoire où il est encore enfermé.

La pendule demandée est envoyée par le médium à son destinataire!

Mlle V... garde la lettre pendant toute une semaine, la commente sans cesse, y pense continuellement. Tout-à-coup elle devient sombre, commence à parler des morts, du diable, des esprits, etc. Au mois de février, elle est prise d'un accès de manie aiguë, dans lequel elle casse et brise tout dans le ménage, déchire ses habits, les rideaux, tout ce qui lui tombe sous la main, chante des chansons guerrières, d'autres en l'honneur de Napoléon, déclare qu'elle veut aller à la cour pour y suivre l'Impératrice, etc. C'est dans cette position mentale qu'elle est amenée à l'Antiquaille, le 18 février 1862.

Pendant quinze jours environ, le même état se maintint, parfois même on fut obligé de mettre à V... la camisole de force et de l'attacher au fauteuil. Peu à peu cependant le calme revint et un intervalle de trois mois s'écoula pendant lesquels si V...

ne fut pas tout-à-fait lucide, elle eut du moins, jusqu'à un certain point, la conscience de ses actes.

Au milieu du mois de juillet, nouvel accès caractérisé par les mêmes phénomènes que le premier, et très-intense. Le délire est général, avec prédominance d'idées de grandeurs. V... chante des chants de guerre, parle sans cesse de Napoléon, qu'elle veut inviter à dîner avec tous les autres souverains de l'Europe, va se marier avec l'Empereur, etc. Agitation extrême, camisole et fauteuil.

Au bout de trois semaines, le délire se calma, la raison reparut, et aujourd'hui Mlle V... est entrée en pleine convalescence.

Dans cette observation, la fréquentation des médiums n'a pas été nécessaire pour produire la folie; la simple lecture d'une lettre écrite sous l'influence spiritiste a suffi pour amener ce fâcheux résultat.

OBSERVATION VI. — *Manie aiguë, délire religieux.*

F. X..., 42 ans, d'un tempérament nervoso-bilieux, d'un caractère un peu sauvage, est assez instruit, sans aucun sentiment religieux et, de plus, grand fumeur. Il n'y a jamais eu de fou dans sa famille; lui-même s'est toujours très-bien porté. Il entre à l'Antiquaille le 5 septembre 1861.

X... habite le quartier le plus reculé des Brotteaux, c'est-à-dire une partie de la ville de Lyon où les médiums sont le plus en vogue et où presque tout le monde est plus ou moins spiritiste.

Ayant entendu parler des esprits et de leurs hauts faits, X... se fit prêter les livres classiques de la doctrine de la médiumnité et se mit à les lire avec passion. Il devint bientôt lui-même un *médium écrivant et voyant.* A la fin du mois de juin 1861, il commença à ne plus agir comme tout le monde, à se singulariser dans ses faits et gestes; enfin il eut des hallucinations de la vue et de l'ouïe: de temps en temps, et pendant qu'il travaillait sur son métier, une lumière éclatante venait frapper ses yeux et

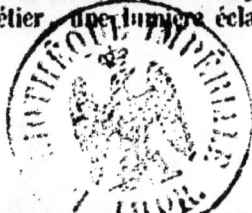

2

éclairer sa pièce de soie, puis tout retombait dans l'obscurité. Pendant plus de deux mois, il vit constamment à ses côtés ou devant lui son esprit familier. Celui-ci l'accompagnait partout, à table, au travail; à la promenade il indiquait à X... les endroits qu'ils devaient éviter. Cet esprit avait la forme d'un homme de belle stature, de longs cheveux bouclés flottaient sur ses épaules, et, particularité à remarquer, la partie de son corps située entre le nombril et le tiers moyen des cuisses était aréiforme, n'existait pas

D'autres fois X... entendait des voix qui lui donnaient des ordres sur un ton très-impérieux; s'il n'obéissait pas sur le champ, il se sentait piqué comme par des aiguillons dans tout son corps; s'il était docile, au contraire, la voix lui promettait de lui rendre sa vue de quinze ans.

Le délire de X... est général, mais cependant les idées religieuses sont très-dominantes, et néanmoins X... est loin d'être pieux.

Il nous déclare qu'à la suite d'une invocation faite par lui, sainte Cécile, la patronne des musiciens (X... joue passablement du violon), lui est apparue. Il confond Jésus-Christ et la sainte Vierge avec l'Empereur et l'Impératrice. X... parle lentement et beaucoup; il se lance souvent dans des phrases d'où il lui est impossible de sortir. Il s'imagine de voir Dieu, que Dieu lui parle constamment; à chaque instant il s'entretient avec un interlocuteur invisible. Avant de répondre aux questions qu'on lui fait, il prie Dieu de venir à son aide, de l'inspirer de sa sagesse, etc. Voici un spécimen de ses réponses les plus habituelles: « Je suis un grand prophète, un grand prophète que Dieu a envoyé dans un hôpital de fous pour y prêcher, en sept langues, la religion catholique, apostolique et romaine, la religion protestante, la religion mahométane; oui je sais et parle sept langues. »

Au bout d'un mois de traitement sous la direction du docteur Artaud, M. X... put retourner chez lui complétement guéri.

Il y a peu de jours, j'ai été voir l'ancien pensionnaire de l'Antiquaille. Je l'ai retrouvé dans un état de santé parfait; il ne s'occupe plus de spiritisme; sa raison est intacte, et X... dirige en ce moment une importante maison fabriquant les tulles.

Observation VII. — *Lypémonie, tentative de suicide.*

C. M..., 34 ans, couturière, de Lyon. Sait lire et écrire. Aucun aliéné dans sa famille. Cette femme, qui a toujours eu une très-bonne conduite, qui aime beaucoup son mari et son enfant, a appris son état chez une personne adonnée avec passion au spiritisme. A la fin du mois d'avril dernier, son mari étant absent, pendant la nuit, elle se fit de profondes blessures aux deux bras dans la région du pli du coude. En rentrant, le sieur M.., son mari, la trouva baignée dans son sang, parlant encore, mais avec absence complète de raison. La femme M.., transportée à l'Hôtel-Dieu pour y être traitée de ses blessures, parlait sans cesse d'apparitions, d'esprits qui venaient la tourmenter, l'obséder. Peu à peu le calme revint, la raison se rétablit, et au bout de trois semaines M... put reprendre ses occupations ordinaires. Elle se souvenait parfaitement de son état délirant antérieur et assurait que si elle avait cherché à se détruire c'était sur l'ordre des esprits consultés par elle; elle avait honte de son action, n'osait plus sortir dans la rue et était devenue extrêmement timide.

Dans la nuit du 17 au 18 août, et pendant l'absence du sieur M..., retenu au dehors par ses fonctions, Mᵐᵉ M... est reprise d'un nouvel accès. Son mari, en rentrant le matin, la trouve éveillée, criant très-fort, gesticulant de même, parlant des esprits et maudissant la personne qui lui a enseigné cette doctrine; elle dit qu'on veut la guillotiner, elle et son enfant. Insomnie; perte de l'appétit; refus absolu de boire et de manger. La nuit elle croit voir son lit entouré de flammes. Abattement général. C'est dans cet état que Mᵐᵉ M... nous est amenée le 24 août, et confiée aux soins du docteur Lacour.

Observation VIII.

Antoinette B..., 23 ans, repasseuse, de Lyon, n'a jamais eu de maladie grave. D'après les renseignements fournis par les personnes chez lesquelles elle a travaillé pendant six ans, il n'y a jamais eu d'aliéné dans sa famille. De mœurs irréprochables, Antoinette B... a toujours montré peu de foi religieuse; elle fréquentait rarement les églises et se confessait plus rarement encore. D'un tempérament nerveux, elle ne riait presque jamais, cependant elle était bonne, prévenante, sans passion violente. Toujours bien menstruée.

La cause présumée de l'aliénation est le spiritisme.

Il y a environ deux mois, les personnes habituées à voir Antoinette remarquèrent chez elle un état de rêverie beaucoup plus marqué que d'ordinaire; constamment pensive et inquiète, elle interrompait parfois brusquement son travail pour se livrer à des méditations profondes. Interrogée sur cette préoccupation constante et inaccoutumée, Antoinette refusa d'abord d'en avouer la cause; pressée de plus en plus de questions, elle finit par déclarer que son beau-frère l'avait conduite chez les spirites du cours Lafayette; plus tard elle y était retournée deux autres fois avec sa sœur. Questionnée sur ce qu'elle avait vu et entendu dans ces assemblées, elle répondit qu'on y faisait des lectures auxquelles elle ne comprenait pas grand chose, qu'on faisait parler et agir les esprits devant elle et que ce qu'elle avait vu était bien réel. « D'ailleurs, ajoutait-elle, à quoi bon vous dire tout cela? puisque vous n'y croyez pas. Vous avez votre religion, vous vous moquez de ce que vous ne connaissez pas. » Pendant un mois les choses se passèrent ainsi : méditations profondes suivies tantôt de tristesse, tantôt d'une gaîté folle. On voyait de jour en jour la raison péricliter; paroles vagues, entrecoupées, idées mobiles, changeant avec une rapidité prodigieuse, sans suite ni liens entre elles. Une chose surtout préoccupait depuis longtemps et vivement notre malade; d'après la déclaration des esprits, Antoinette devait mourir bientôt, mais sa mort serait suivie d'une autre existence remplie de délices. Ses actes se ressentaient nécessairement de ce dérangement intellectuel déjà si avancé. Souvent il arrivait à Antoinette de saisir à pleine main et sans aucun objet intermédiaire un fer à repasser, sortant de dessus le fourneau et brûlant. A l'observation qui lui était faite qu'elle allait se blesser, elle répondait sentencieusement ces seuls mots: Si Dieu le veut. Enfin les signes de l'aliénation mentale ont progressé assez rapidement, et le 8 octobre dernier la folie a éclaté dans toute son intensité. Agitation maniaque caractérisée alternativement par des éclats de rire et des larmes, des

cris, des mots sans suite, des actes et des gestes extravagants, etc.
Antoinette se sentait conduite et entraînée par une puissance
intérieure insurmontable. Elle accusait certaines personnes de sa
connaissance de faire sur elle de la physique, de la magnétiser.
Hallucinations de la vue et de l'ouïe; elle entend et voit des
esprits qui l'appellent, qui viennent la chercher. Dans un de
ces moments d'agitation, elle a cherché à échapper à la surveil-
lance dont elle était l'objet, et à s'élancer par la fenêtre. Lorsque
le médecin fut appelé pour constater l'état intellectuel d'Antoinette, celle-ci vit en lui un apôtre du spiritisme, l'appela son
sauveur, demanda un cierge pour lui faire honneur, etc. C'est
dans un tel état que la malade fut amenée à l'Antiquaille, le
11 octobre courant. Pendant les premiers jours, même incohé-
rance dans les idées et dans les actes; refus absolu de toute
nourriture, à tel point qu'on est obligé d'employer la sonde
œsophagienne.

Je dois cette observation à mon collègue et ami, M. Allard,
interne à l'Antiquaille.

Observation IX.

Jean-Baptiste X..., 26 ans, des environs de Lyon, non marié,
bonne instruction, sachant un peu le latin et le calcul. Jamais il
n'y a eu de fou dans sa famille. Dans les derniers mois de l'année
1862, X... a lu un grand nombre de livres sur le spiritisme. Un
jour il montra à sa mère un dessin au crayon fait par lui, et
assura que son ange lui avait guidé la main pour exécuter ce
travail. Jusqu'au milieu du mois de janvier 1863, il ne se passa
rien de bien extraordinaire, mais dans la nuit du 17 au 18 il put
sortir subrepticement de sa chambre, et la chemise en guise de
surplis, il alla se placer sur l'autel de l'église, en criant qu'il
était le curé d'Ars. Ramené chez lui, il est resté très-agité toute
la journée, priant son ange et prononçant des phrases incohé-
rentes. L'agitation ne fit qu'augmenter les deux jours suivants:
il avait des idées de suicide; il s'écriait souvent: « Je meurs, Dieu
le veut. » Il croyait voir l'ange Raphaël, le bon Dieu, les saints, etc.
Il reconnaissait parfaitement ses voisins, ses amis. Il est amené
à l'Antiquaille, le 21 janvier et confié aux soins de M. le docteur
Arthaud.

A son arrivée à l'hospice, X... se croit mort, refuse absolument de marcher et on est obligé de le porter devant le médecin. Il se tient immobile, les mains jointes dans l'attitude de la prière, les yeux fermés, puis il se penche insensiblement sur le côté au point de perdre l'équilibre. Il ne fait aucune réponse aux questions qu'on lui adresse; bientôt des larmes coulent de ses yeux. On lui dit de se lever, de retourner dans sa section; il reste immobile, on le prend sous les bras, il se laisse aller comme un corps inerte. Peu après on le retrouve assis sur son banc, les bras élevés au-dessus de sa tête dans l'attitude d'un cataleptique.

A la fin de janvier l'agitation est un peu calmée. 4 bains et une douche.

Février. — L'agitation se renouvelle. X... demande à écrire et donne au médecin des lettres remplies d'idées spiritistes, de pensées mystiques, et parfois de phrases insolentes. — 6 grands bains et une douche.

Mars. — Toujours un peu exalté, même conduite de l'aliéné. Même traitement : 6 grands bains.

Avril. — Pendant tout ce mois le calme revint peu à peu, le malade est posé, tranquille, convenable dans ses expressions, intelligent dans ses actes. — 2 bains.

Mai. — Le mieux continue. X... est tout-à-fait raisonnable. Exeat le 15 mai. La guérison s'est maintenue.

Chez tous les sujets des observations précédentes, nous disons que l'aliénation mentale a bien certainement été occasionnée par le spiritisme.

Quand on voit en effet tant d'individus d'âge, de mœurs, d'éducation, de caractère et de tempéraments différents, pour aucun desquels il ne nous est possible d'invoquer l'influence de la cause la plus puissante de toutes dans la génèse de la folie, c'est-à-dire l'hérédité; quand on voit ces individus arriver tous au même résultat, la folie, après s'être tous abandonnés à la même erreur, le spiritisme, il est impossible qu'il n'y ait dans ce fait qu'une simple coïncidence. Evidemment ici la même cause a produit les mêmes effets.

Et si on m'objectait que cette même cause amène pourtant des délires différents, je répéterai ce que j'ai déjà dit au commencement de ce travail : que la nature du délire ne dépend pas de la cause qui le produit, mais bien de l'état moral et physique du délirant. C'est pour cela que, dans les cas cités plus haut, les formes du délire sont variables comme les sujets eux-mêmes. Il en est ainsi non-seulement pour la folie, mais encore pour tous les autres faits pathologiques; la clinique ne nous prouve-t-elle pas, chaque jour, qu'une même cause agissant sur un grand nombre d'individus, peut amener chez chacun d'eux un même état morbide, modifié dans ses formes suivant la diversité des constitutions, des tempéraments, des habitudes des sujets atteints ?

Ces observations ne sont pas les seules que nous pourrions apporter pour prouver le danger du spiritisme. D'autres établissements spéciaux du département ont reçu bon nombre d'aliénés dont la maladie ne reconnaissait pas d'autres causes que la fréquentation des médiums.

M. le docteur Carrier pour sa part, et depuis peu de temps, a déjà traité et vu guérir dans son service trois femmes que le spiritisme avait rendues folles; les hôpitaux militaires de Lyon ont aussi reçu quelques soldats, particulièrement des artilleurs, tombés malades pour avoir, dans le loisir des casernes, lu les livres et pratiqué les leçons d'Allan-Kardec. Dans une publication périodique, M. Dureau s'exprime ainsi : « J'ai pu observer une dizaine de cas d'aliénation mentale survenus depuis l'importation en France des pratiques spirites; plusieurs de mes collègues en ont vu autant, et nous comptons publier les faits les plus intéressants. » Enfin, je crois qu'il est peu de médecins qui, dans ces dernières années, n'aient eu l'occasion de rencontrer de pareils cas.

Je veux répondre ici à cette remarque qu'on pourrait me faire, à savoir que je n'ai rencontré des fous spiritistes que dans les plus humbles classes de la société.

C'est vrai, et cela, parce que à l'Antiquaille, on ne reçoit
dans l'immense majorité des cas, pour ne pas dire toujours, que des malades actuellement pauvres et indigents.
Mais indépendamment des noms et des faits que nous
citerons tout-à-l'heure, nous savons de bonne source
que les portes d'une maison de santé des environs de
Lyon, bien connue, renommée par sa bonne tenue et
principalement affectée à la richesse, n'ont pas toujours
été fermées devant l'aristocratie, victime elle aussi,
dans quelques-uns de ses membres, du culte des esprits.
Mais ces faits n'étant pas publics comme ceux des hôpitaux, on comprendra sans peine quelle réserve nous est
imposée dans leur appréciation.

On pourrait dire encore qu'eu égard au nombre de
ceux qui étudient et pratiquent le commerce des médiums, le nombre des fous est très-restreint. Cette opinion n'est pas fondée; les fous par spiritisme ne sont
pas seulement ceux qu'on est obligé de renfermer dans
des maisons spéciales. Il en est beaucoup et nous en connaissons pas mal qui, pour n'être point encore arrivés
au même degré que ceux dont nous avons raconté l'histoire, donnent journellement des preuves, par la bizarrerie
de leur caractère, de leur conversation et de leurs actes,
qu'ils ont été plus ou moins frappés dans leurs facultés
intellectuelles. A cet égard, la raison publique a depuis
longtemps devancé la science. En deuxième lieu, le spiritisme n'eût-il produit qu'un seul cas de folie, ce mal-
heur unique ne nous paraîtrait pas compensé par tous
les avantages que les médiums promettent. Nous n'irons
pas jusqu'à dire que tous ceux qui s'occupent de spiritisme sont fous. Non. Beaucoup le font par curiosité, sans
y attacher aucune importance et sans en être influencés;
beaucoup d'autres parmi les croyants ne deviennent jamais fous; heureusement, le spiritisme serait alors un
horrible fléau. Mais c'est assurément faire preuve de peu
de bon sens et d'une bien grande faiblesse d'esprit que
d'embrasser une erreur aussi grossière et que de s'expo-

ser inutilement à perdre la tête au milieu des pratiques grotesques des médiums.

Ce n'est pas d'aujourd'hui seulement que le spiritisme s'est signalé en suscitant des désordres intellectuels chez ceux qui le cultivent. En Amérique, dans le pays même qui lui a donné naissance et où il fut en si grande faveur, le nombre des cas d'aliénation mentale dont il a été la cause est prodigieux. Voici ce qu'un journal des Etats-Unis déclarait en 1852 :

« La plupart des médiums deviennent hagards, idiots, fous ou stupides, et il en est de même de beaucoup de leurs auditeurs. Il ne se passe pas de semaine où nous n'apprenions que quelqu'un de ces malheureux s'est détruit par un suicide, ou est entré dans la maison des fous. Des médiums donnent souvent des signes non équivoques d'un état anormal dans leurs facultés mentales, et chez certains d'entre eux on trouve des signes non équivoques d'une possession véritable par le démon. Le mal se répand avec rapidité, et il produira d'ici à peu d'années d'affreux résultats (*Boston-Pilot*, 1er juin 1852; traduit par M. D. Figuier, dans l'*Histoire du merveilleux dans les temps modernes*). »

En France, des individus appartenant aux classes élevées de la société ont aussi été victimes de la funeste puissance du spiritisme. Un avocat de Paris d'une certaine renommée, M. Victor Hennequin, qui s'était mis en rapport avec l'âme de la terre par le moyen des tables tournantes, et qui, sous l'influence du spiritisme ou plutôt du trouble mental produit par lui, écrivit l'opuscule intitulé *Saurons le genre humain*, mourut dans une maison de fous après avoir fait enfermer dans une autre sa femme, devenue folle avant lui et par la même cause. Un savant distingué, M. Girard de Caudemberg, ancien ingénieur des ponts et chaussées, auteur de plusieurs ouvrages très-estimés, mourut également fou, en 1858, après avoir publié un livre spiritiste intitulé *le Monde spirituel*.

Au commencement de cette année (1863), le journal *le Monde* publiait un fait qui peut être considéré comme le type du genre. Nous le rapportons ici parce que, de tous ceux que nous connaissons, c'est le plus complet et le plus saisissant.

« Deux époux déjà avancés en âge, M. et M⁰ᵉ X.., encore bien portants et jouissant d'un revenu qui leur permettait de vivre à leur aise, se livraient depuis bientôt deux ans aux opérations du spiritisme. Presque chaque soir se réunissait chez eux un certain nombre d'ouvriers, hommes et femmes, et de jeunes gens des deux sexes, devant lesquels nos deux spirites faisaient leurs évocations, du moins ils prétendaient en faire. Nous ne parlerons pas des questions de toute espèce dont on demandait la solution aux esprits dans cette maison. Ces deux personnes, étrangères à toute idée chrétienne, s'étaient jetées dans la magie, où elles passaient pour des maîtres habiles et consommés. Leur foi ou leur croyance aux communications des esprits ne connaissaient point de bornes; fallût-il sacrifier leur vie pour suivre les oracles de ces êtres incorporels, ils n'auraient point hésité. L'expérience, du reste, est venu démontrer ce fanatisme diabolique. L'un et l'autre étaient convaincus depuis peu de temps, que les esprits les engageaient vivement à quitter la terre, afin de jouir dans un autre monde, le monde supra-terrestre, d'une plus grande somme de bonheur.

« Ne doutant pas en effet qu'il en serait ainsi, ils ont, avec le plus grand sang-froid, consommé un double suicide qui fait aujourd'hui un grand scandale dans la ville de Tours.

« Voici quelques détails sur cet événement: Après avoir pris le 11 février au matin du lait comme à l'ordinaire, ils avertirent la laitière que le lendemain elle ne les trouverait peut-être pas, parce qu'ils avaient l'intention d'entreprendre un petit voyage.

« Donnant suite au projet bien arrêté, sur l'ordre des esprits, de se donner la mort, ils employèrent toute la journée à mettre leurs affaires en ordre. Ils choisirent eux-mêmes les draps qui leur devaient servir de suaire, et les placèrent dans un lieu qu'ils désignèrent dans leur testament, qu'ils écrivirent le même jour. C'est dans cette pièce qu'ils ont consigné de leur propre main et hautement manifesté la nature des motifs qui les faisaient renoncer à leur existence ici-bas.

« Plusieurs voisins, qui avaient soupçonné que les deux époux avaient pu s'abandonner à quelque acte extraordinaire et dangereux pour leur vie, s'avisèrent de frapper à la porte en les appelant. Comme on n'obtenait aucune réponse, on prévint la police, et quand on entra dans le logement de nos deux spirites, après en avoir brisé la porte qui avait été fermée en dedans, on vit deux cadavres étendus sans mouvement sur le plancher. Le mari seul était mort, la femme donnait quelques signes de vie, et grâce à des soins empressés, elle vivait encore au moment où l'on nous écrivait, mais on ne conservait aucun espoir de la sauver (Taconet, *le Monde*, février 1863.) »

Ce fait peut se passer de tout commentaire, il est assez probant par lui-même. Il reste donc prouvé que dans toutes les classes de la société la doctrine des esprits a trouvé des adeptes et des victimes, et malheureusement la prédiction du journal américain que nous citions tout-à-l'heure s'est entièrement réalisée.

Le moment est venu de dire à quelles influences, à quelles causes nous attribuons le succès du spiritisme.

Nous ne dirons pas avec l'auteur du *Livre des esprits* que le spiritisme s'est si vite répandu parce qu'il « adoucit l'amertume des chagrins de la vie, calme les désespoirs et les agitations de l'âme, dissipe les incertitudes ou les terreurs de l'avenir, arrête la pensée d'abréger la vie par le suicide, etc. » Tout ceci n'est qu'un lieu commun, il faudrait prouver toutes ces assertions, ce qui n'est pas facile. Non, les causes de ce regrettable progrès ne sont pas là, il faut les chercher ailleurs.

Les causes de la propagation du spiritisme sont les mêmes, modifiées toutefois par les mœurs et les connaissances de notre temps, que celles sous l'influence desquelles grandirent et se propagèrent dans les siècles antérieurs plusieurs épidémies intellectuelles analogues, telles que la démonolâtrie en Lombardie (1504), en Lorraine (1580), dans le Jura (1598), en Espagne (1630); le vampirisme en Pologne, en Hongrie et en Moravie (1700-1740); et il y a à peine trois ans (1859), une épidémie d'hystérodémonopathie, observée à Morzine (Haute-Savoie) et dont on trouvera l'intéressante relation et la savante appréciation par notre maître, M. le docteur Arthaud, dans la *Gazette médicale* de Lyon (1). Ces causes se trouvent « dans ce goût du merveilleux si anciennement et si universellement répandu, dans le progrès d'autant plus rapide des superstitions qu'elles ont été plus absurdes (Fodéré, *Traité du délire*). »

« Cet amour du merveilleux, dit M. Figuier, n'est pas particulier à notre époque, il est de tous les temps et de tous les pays, car il tient à la nature même de l'esprit humain. Par une instinctive et injuste défiance de ses propres forces, l'homme est porté à placer au-dessus de lui d'invisibles puissances s'exerçant dans une sphère inaccessible. Cette disposition native a existé à toutes les périodes de l'histoire de l'humanité, et revêtant, selon les temps, les lieux et les mœurs, des aspects différents, elle a donné naissance à des manifestations variables dans leur forme, mais tenant au fond à un principe identique. »

Si donc, ce qui est hors de doute, l'homme est naturellement enclin à avoir des croyances religieuses, les croyances anciennes s'étant fortement affaiblies par suite des attaques dont elles ont été l'objet et du ridicule qu'on a jeté sur elles, la naissance d'une multitude d'essais religieux plus ou moins ingénieux se trouve expliquée et

(1) M. Kardec attribue l'épidémie de Morzine à l'intervention des esprits pervers.

justifiée. C'est pour cela qu'après tant d'autres doctrines oubliés ou disparues est venue la doctrine des esprits.

L'ignorance encore si grande des masses favorise aussi puissamment la propagation de l'erreur et l'audace des imposteurs.

A ces causes générales, ajoutons, pour le spiritisme en particulier, quelque chose d'attrayant et de séduisant pour les âmes sensibles, un appât pour les âmes avides ; c'est-à-dire pour les premières, la presque certitude que le spiritisme donne de nous faire connaître le sort de ceux que nous avons aimés et perdus ; pour les autres, l'espérance d'apprendre des choses relatives et précieuses à leurs intérêts matériels, car les esprits doivent naturellement tout savoir, et les questions qu'on peut leur faire n'ont d'autres limites que celles de la fantaisie et de la cupidité.

Les exploiteurs de la doctrine le savent bien. A peine une famille a-t-elle été, par la mort, privée d'un de ses membres, à cette heure même où le moral est plus frappé, où la douleur est d'autant plus vive que la perte qu'on vient de faire est plus prochaine et plus irréparable, alors on voit une foule d'intrigants, se disant médiums, venir vous harceler sans cesse sous prétexte d'offrir des consolations, mais en réalité pour mendier et voler votre argent.

Que vous offrent-ils ? Que veulent-ils ? Moyennant finances, ils vous mettront en rapport, en communication directe avec l'âme de votre père, de votre fils, de votre femme, d'un ami, de qui vous voudrez, etc., au choix ; l'esprit écrira même avec la propre écriture du défunt pendant son incarnation terrestre.

A Lyon, de nombreuses familles, particulièrement celles appartenant aux classes riches ou aux positions libérales, confirment mon dire. Ce fait scandaleux est avéré, patent ; je ne crains pas d'être démenti, je ne le serai point ; beaucoup d'innocents, dans un moment de douleur, se sont laissés prendre au piége.

D'un autre côté, et chose non moins certaine, le souci

des intérêts matériels a beaucoup contribué au succès du spiritisme. Je suis persuadé, et cette conviction est fondée sur des preuves irréfutables, qu'un grand nombre de personnes, particulièrement celles dont la position est au-dessous de l'aisance et l'instruction médiocre ou nulle, qui cherchent à acquérir le pouvoir de communiquer avec les esprits, le font dans un but intéressé, dans le but unique d'arriver rapidement à la richesse. Naïvement ils s'imaginent, les uns, que les esprits vont leur découvrir quelque trésor caché ou le numéro gagnant des loteries ; les autres une recette industrielle, féconde en résultats ; ceux-ci, un remède infaillible pour guérir les maladies incurables ; ceux-là, etc.

Dernièrement encore, le père d'un des aliénés de l'Antiquaille écrivait que son fils, jeune homme de 24 ans, instruit et intelligent, ne s'était adonné au spiritisme que dans le but de gagner très-vite une dot pour ses sœurs ruinées par les procès paternels. Enfin ne passons pas sous silence l'habileté qu'ont eu les auteurs de la secte de n'attaquer, de ne toucher en rien la politique et la religion.

Cette dernière même leur prête, à son insu, un utile concours ; et de fait, lorsque de par les livres saints, nous, catholiques, protestants et autres membres de la grande famille chrétienne, sommes tous obligés d'ajouter foi aux apparitions célesto-corporelles des saints, des anges, de Dieu lui-même et à d'autres prodiges encore plus surprenants, notre intelligence n'est-elle pas comme un terrain tout préparé pour recevoir dans son sein, y faire germer et fructifier la bonne semence des médiums ? Assurément notre éducation religieuse nous excuserait presque de croire aux chimères du spiritisme. Quant à la politique, qui ne voit que de n'y pas toucher sages et prudents ont été les spirites, trop prudents peut-être, car par nature, la vérité est indépendande et il n'est point dans ses allures d'éviter si prestement les obstacles.

Si dans les autres parties de la France, les cas de folie

causés par la doctrine des médiums sont aussi fréquents que dans le département que nous habitons, il nous semble hors de doute que le spiritisme peut et doit momentanément du moins, prendre place au rang des causes les plus fécondes d'aliénation mentale.

Toutefois, si nous sommes affligés de voir tant de malheurs produits par une cause aussi vaine, ce qui nous rassure et nous console, c'est de penser que le spiritisme ne reposant pas sur des bases solides, sur le bon sens qu'il choque, ne pourra jamais devenir une doctrine universelle et durable. Il sera tôt ou tard, n'étant soutenu que par l'orgueil aveugle de ses adeptes, forcé de succomber. Le sens commun qui ne peut manquer de revendiquer ses droits en fera bonne justice. L'Amérique qui lui a donné le jour en est déjà presque complétement délivrée. Ainsi en sera-t-il partout. Le spiritisme disparaîtra comme ont disparu avant lui d'autres superstitions plus anciennes, dont il n'est en réalité que la continuation sous une autre forme. Seulement il est bien probable que quelque nouvelle erreur lui succédera, et ainsi de suite.

Quoiqu'il en soit, on ne saurait dès aujourd'hui apporter trop de soins à fixer des limites aux spéculations si honteusement heureuses des médiums, à entraver leur marche envahissante et par là à diminuer leur fatale influence. Est-ce à dire que pour le faire nous réclamions l'intervention de l'autorité publique? Cette pensée est bien loin de nous. Ne donnons pas au spiritisme le prestige d'une persécution de police qui ne ferait que grandir son succès. C'est à la science, principalement à la science médicale, de combattre cette ridicule innovation américaine, puisqu'elle a pris parmi nous la dangereuse importance d'une épidémie.

D'autre part, et surtout les pères et mères de famille, les chefs d'ateliers, etc., devront avoir la prudence de veiller à ce que leurs enfants ou leurs employés ne se livrent point à la lecture de toutes ces publications médianimiques, véritable mine d'or pour ceux qui les écrivent, et inépuisable, mais instrument de ruine pour ceux qui les étudient, et ne se rendent jamais dans ces réunions spiritistes, appelées des groupes, et dans lesquelles le péril pour la raison n'est certainement pas le seul à craindre.

DEUXIÈME PARTIE

Le travail qu'on vient de lire n'était pas encore imprimé tout entier, que déjà il soulevait contre lui les attaques de messieurs les spirites. M. Edoux, médium lyonnais, engagea le feu; M. Allan-Kardec lui-même ne tarda pas à prendre part au combat. Nous livrons au public les pièces à l'appui, l'attaque et la défense.

On lit dans le *Salut Public* du 29 décembre 1862 :

Les Spirites à Lyon.

« L'article que nous avons emprunté à la *Gazette médicale de Lyon*, concernant les spirites, a soulevé les susceptibilités des médiums ou évocateurs des esprits. L'un d'eux est venu nous demander, au nom de nos sentiments habituels d'impartialité, de vouloir bien accueillir une réponse à la lettre de M. Burlet. Quoique cette réponse eût été mieux placée dans le journal qui avait originairement accueilli la communication sur les spirites, cependant, en raison de la publicité toute spéciale de la

3

Gazette médicale, on a insisté pour que le *Salut* donnât à son tour la parole aux spirites, et nous n'avons pas cru devoir nous y refuser, uniquement par un motif d'équité et de condescendance.

« Il est bien entendu que nous n'acceptons en aucune façon les doctrines contenues dans le travail qui nous est communiqué. Nous tenons, sans nul doute, à ne pas nous mettre à dos les esprits, mais nous tenons encore plus à ne pas nous brouiller avec l'esprit..., autant dire avec le bon sens.

« Voici la réponse dont l'insertion nous est demandée :

Le secrétaire de la rédaction : A. Rigault.

« Monsieur Burlet,

« Si je viens répondre aux allégations que vous avez cru devoir formuler contre le spiritisme, ce n'est évidemment pas pour vous convaincre de calomnie ! Toute attaque doit avoir sa raison d'être, et comme je suppose que vous n'avez pu céder à un sentiment condamnable, vous devez avoir de puissantes raisons pour vous prononcer contre la bonne foi du spiritisme.

« Je vous supplie donc, monsieur, de vouloir bien nous les faire connaître et de permettre au public de s'établir juge de notre différend. J'aime à croire que prochainement vous produirez les documents qui viennent à l'appui de vos affirmations, et qu'ainsi vous nous aurez confondus devant les contemporains et la postérité !... Je vous prie, en grâce, de ne pas vous gêner; je vous en conjure même, au nom des trente mille fous spirites qui habitent cette ville et des millions répandus dans tout l'univers.

« En attendant ce terrible jour où vous serez à même d'étayer vos allégations sur des bases solides, avouables, je suis bien forcé de relever le seul gant que vous ayez lancé...

« Vous niez d'abord la possibilité et le fait des communications !...

« Sur ce point, j'aurai passé condamnation, si j'avais cru devoir vous appliquer ces paroles de saint Paul aux Corinthiens, chap. II, v. 14 :

« Or, l'homme animal ne comprend point les choses
« qui sont de l'esprit de Dieu ; car elles lui paraissent
« une folie, et il ne les peut entendre, parce que c'est
« spirituellement qu'on en juge. »

« Mais j'aime à croire que vous n'êtes pas cet homme *animal* dont parle l'apôtre, et que nous pourrons raisonner *spirituellement*.

« Si les apôtres du Christ avaient quelque chance d'autorité auprès de vous, je vous dirais que saint Jean s'est exprimé ainsi qu'il suit dans sa première épître, chap. IV, v. 1 :

« Mes bien-aimés, ne croyez pas à tout esprit, mais
« éprouvez les esprits pour savoir s'ils viennent de Dieu ;
« car plusieurs faux prophètes sont venus dans le monde. »

« Vous voyez donc, monsieur, que les esprits ne sont précisément pas d'invention moderne, et que du temps de l'apôtre cité, on communiquait avec les bons et mauvais esprits tout comme de nos jours.

« Moïse avait également défendu de communiquer avec les esprits ou âmes des morts : s'il l'avait *défendu*, c'est qu'il était *possible* de communiquer et que l'on *communiquait* avec eux. Si vous me demandiez pourquoi il l'avait défendu, et pourquoi, l'ayant défendu, nous allons contre cette défense, je vous répondrais que les Hébreux n'étaient pas assez mûrs *pour savoir* distinguer les esprits de Dieu d'avec les faux prophètes, comme dit saint Jean ; aujourd'hui, nous avons la prétention grande d'admettre le progrès de l'intelligence et de croire que cette intelligence est plus ouverte que celle des Hébreux. Voilà pourquoi. Dieu permettant le retour des esprits, nous appliquons cette intelligence à discerner les bons esprits d'avec les mauvais.

« Enfin, monsieur, les mandements de NN. SS. les évêques ne nient point le fait de la communication avec les esprits, puisqu'ils la condamnent comme une œuvre diabolique.

« Si vous n'admettiez pas ces autorités, et j'en serais fâché pour vous, nous raisonnerions alors comme l'homme *animal*, et je vous dirais avec M. Kardec :

« Faisons pour un instant abstraction des faits qui,
« pour nous, rendent la chose incontestable ; admettons-
« la à titre de simple hypothèse ; nous demandons que
« les incrédules nous prouvent, non par une simple né-
« gation, car leur avis personnel ne peut faire loi, mais
« par des raisons péremptoires, que cela ne se peut pas.
« Nous nous plaçons sur leur terrain, et puisqu'ils veu-
« lent apprécier les faits spirites à l'aide des lois de la
« matière, qu'ils puisent donc dans cet arsenal quelque
« démonstration mathématique, physique, chimique,
« mécanique, physiologique, et prouvent par *a* plus *b*,
« toujours en partant du principe de l'existence et de la
« survivance de l'âme :

« 1° Que l'être qui pense en nous pendant la vie ne doit
« plus penser après la mort ;

« 2° Que s'il pense, il ne doit plus penser à ceux qu'il
« a aimés ;

« 3° Que s'il pense à ceux qu'il a aimés, il ne doit plus
« vouloir se communiquer à eux ;

« 4° Que s'il peut être partout, il ne peut pas être à nos
« côtés ;

« 5° Que s'il est à nos côtés, il ne peut pas se commu-
« niquer à nous ;

« 6° Que par son enveloppe fluidique il ne peut pas
« agir sur la matière inerte ;

« 7° Que s'il peut agir sur la matière inerte, il ne peut
« pas agir sur un être animé ;

« 8° Que s'il peut agir sur un être animé, il ne peut
« pas diriger sa main pour le faire écrire ;

« 9° Que, pouvant le faire écrire, il ne peut pas

« répondre à ses questions et lui transmettre sa pensée.

« Quand les adversaires du spiritisme nous auront dé-
« montré que cela ne se peut pas, par des raisons aussi
« patentes que celles par lesquelles Galilée démontra que
« ce n'est pas le soleil qui tourne autour de la terre,
« alors nous pourrons dire que leurs doutes sont fondés;
« malheureusement, jusqu'à ce jour, toute leur argumen-
« tation se résume en ces mots : « *Je ne crois pas, donc
« cela est impossible!...* »

« Enfin, monsieur, si poussé à bout vous disiez : « Je
« ne crois pas, donc cela n'est pas! » je vous dirais que
nous serions désolés de forcer vos convictions, et que
votre unité serait d'une médiocre importance ajoutée à
tant de quantités.

« A qui prétendez-vous faire accroire que le spiritisme est une *duperie générale montée sur une vaste
échelle?* Quelle imperturbable conviction!... Les adeptes
du spiritisme s'élèvent aujourd'hui à plusieurs millions,
et notre ville en possède au moins trente mille!... M. de
Sartines, où êtes-vous?... Mais toute la police de l'univers ne suffira certainement pas pour saisir au collet ces
millions d'*exploiteurs* qui ont l'audace de lever le front
et de coudoyer tout passant!...

« Le spiritisme n'a nullement la prétention, pas plus
que du temps de saint Jean ou de Moïse, de s'ériger en
nouvelle secte, nouvelle religion. Ces reproches peuvent
trouver leur place dans la bouche des intéressés, qui
veulent à tout prix effrayer les consciences; mais ils ne
sauraient être de mise dans celles qui n'ont aucun intérêt *pour* ou *contre*. Le spiritisme a pour but de prouver
par des faits que l'âme est immortelle, et que, selon ses
actions sur la terre, cette âme sera punie ou récompensée
dans le monde des esprits. Ceci, monsieur, appartient à
toutes les religions dignes de ce nom, et la morale enseignée par les *bons esprits* est absolument identique à celle
prêchée par le Christ.

« Rassurez-vous donc : nous ne sommes ni des *exploi-teurs* ni des *schismatiques*.

« Vous trouverez sans doute la preuve du contraire dans vos patientes recherches.... Nous attendons.

« Faut-il conclure de tout ce qui précède que nul médium ne se sert du spiritisme pour exploiter les crédules ou les simples ?... Nullement ; toute idée nouvelle, lorsqu'elle revêt un caractère de généralité et qu'elle s'infiltre dans toutes les classes, doit servir de prétexte à quelques misérables pour satisfaire leurs passions ou leurs intérêts.

« Cela s'est toujours vu et se verra longtemps encore, surtout quand on s'attaque à ce que le vulgaire nomme merveilleux. Par la facilité de l'abus, l'abus devient plus grand encore. Mais s'ensuit-il que vous ayez le droit d'attaquer *in globo* tous les adeptes du spiritisme et de vous écrier : *Ab uno disce omnes?* Non, mille fois non! Marquez au fer rouge quiconque sera surpris faisant du spiritisme un commerce : nous nous joindrons à vous de grand cœur et nous serons les premiers à mettre ce malheureux sur la sellette! nous le repousserons comme un nouveau Judas ; mais ne condamnez point les autres d'après cet imposteur.

« Du reste, puisque vous dites avoir lu les brochures ayant trait au spiritisme, vous avez dû voir que les *vrais* spirites, c'est-à-dire ceux qui ont adopté les principes posés par M. Kardec, exigent comme première qualité d'un médium : le désintéressement le plus complet, et qu'il doit livrer *gratuitement* ce qu'il a reçu *gratuitement*.

« J'espère toujours que vous essaierez de me prouver le contraire. Pour y réussir, c'est autre chose.

Passons à la folie! Folie du spiritisme, laisse un instant mon cerveau en repos et permets-moi d'avoir commerce avec la logique!

« Je ne suis pas anatomiste, monsieur, tant s'en faut, et par conséquent, ne me sens nullement digne de me mesurer avec vous. Mais le simple bon sens et l'expérience des faits me prouvent que, règle générale, toute cause doit produire un effet relatif à cette cause. Tous vos docteurs ne sauraient me faire voir blanc ce qui est noir.

« Si un individu devient fou par suite d'une concentration d'idées vers un même but, cette folie doit revêtir le caractère de la cause qui l'a produite. S'il existe plusieurs causes, il pourra y avoir intermittence dans la production des effets relatifs à l'une ou l'autre cause ; mais, ces effets se produisant à tour de rôle, celui qui aura été la cause déterminante de la folie finira par se produire presqu'à l'exclusion de tous les autres. C'est de la logique et de l'expérience.

« En partant de ce principe, prouvez donc par des faits, par l'exhibition de nos fous, que le spiritisme compte plus de cerveaux délirants que la première agglomération venue d'individus ayant les mêmes idées et professant les mêmes principes.

« Enfin, et pour me résumer en ce qui touche la folie, vous ajoutez :

« Notre opinion est que les idées des médiums sont
« parfaitement capables de troubler les facultés men-
« tales. »

« Je ne dis pas non, monsieur ; mais ce que je conteste, c'est que le spiritisme ou les idées des médiums soient une cause déterminante de folie plus forte que toute autre cause.

« A ce propos, je vous renverrai à un article de M. J. Lecomte, publié dans le *Monde illustré*, où les causes principales qui déterminent la folie sont énumérées. Parmi ces causes, monsieur, celle du spiritisme fait défaut !... Cependant Paris est le centre de la grande *prêtrise* du spiritisme.

« Vous trouverez cet article dans le numéro des premiers jours du mois courant.

« Je le répète, monsieur, ce n'est pas parce que les idées d'un médium auront été dirigées vers le spiritisme et que ce médium sera devenu fou, qu'il faut en rendre responsable le spiritisme. Toute contention d'esprit trop énergique, qu'elle soit dirigée vers ceci ou cela, doit produire ou peut produire la folie.

« Si donc un médium est en possession d'un cerveau faible et qu'il concentre ses idées vers le spiritisme d'une manière trop violente ou trop prolongée, la folie peut survenir, c'est évident ; mais conclure de là que le spiritisme *doit entrer dans le cadre étiologique des maladies mentales*, c'est faire preuve de peu de bonne foi ou de peu de bon sens. Choisissez!

« Le spiritisme n'est pas plus responsable de la folie que lui empruntent les cerveaux faibles ou imprudents, que ne le sont les affections rompues, les ambitions déçues, les revers de fortune, etc., etc. Ainsi donc, monsieur, à l'avenir vous conviendrez que le spiritisme peut déterminer la folie comme tant d'autres causes, mais qu'il ne saurait être la folie elle-même.

« Si vous m'objectiez qu'il suffit que le spiritisme puisse être une cause déterminante de folie pour qu'il faille le détruire, je vous répondrais que s'il fallait détruire tout ce qui prête à l'abus, il faudrait détruire tout ce qui existe.

« Sans rancune, monsieur, au contraire, merci de l'occasion que vous m'offrez de mettre à l'épreuve mes principes spirites.

« Je vous salue de grand cœur.

« E.-V. Enoux, *médium écrivain.* »

On lit, le 1er janvier 1863, dans le même journal :

« M. Burlet répond ainsi qu'il suit à la longue dissertation spirite que nous avons récemment insérée et dans laquelle on le prenait à partie. M. Burlet a tort de croire que cette polémique nous ait jusqu'ici causé quelque ennui. Nos lecteurs en auront bien su tirer profit, ou, à défaut, s'amuser des hautes visées des spirites. Mais si

nous n'avons pas encore eu à regretter l'hospitalité
donnée à la question du spiritisme, il n'en est pas moins
vrai que la discussion, en se prolongeant, finirait par
lasser nos lecteurs. Nous croyons devoir la clore par la
publication de la lettre de M. Burlet, qui est ainsi conçue :

« Monsieur le rédacteur,

« Je ne m'attendais pas à une attaque aussi acerbe et
aussi peu méritée que celle dont j'ai été l'objet dans un
de vos derniers numéros, de la part d'un *médium écrivain*.

« Il n'a jamais été dans mes intentions d'entreprendre,
ni avec ce monsieur, ni avec personne, une discussion
dogmatique, laquelle pourrait être interminable.

« Mon but, dans le travail publié par la *Gazette médicale* de Lyon, n'a pas été de faire voir la fausseté d'une
doctrine dont les fondateurs et les sectaires ne sont pas
encore parvenus à démontrer la vérité.

« J'ai voulu prouver que le spiritisme est, pour la raison de ceux qui s'en occupent, un danger et un danger
sérieux. Tous les médiums écrivant, voyant ou parlant
ne pourront jamais arriver à faire ceci : à savoir qu'un
fait n'existe pas, et ce fait c'est la folie produite par leur
doctrine chez beaucoup de sujets.

« Je n'ai cité dans mon mémoire que quelques observations. Pour en avoir un plus grand nombre, j'aurais
pu m'adresser aux médecins aliénistes des autres dépar-
tements ; leur obligeance et leur amour de la vérité
m'eussent en peu de temps fourni des documents sans
doute très-considérables. Mais Lyon est assez riche de son
propre fonds et j'ai dû me borner.

« Le spiritisme, qui produit des fous, beaucoup de
fous, n'en produit peut-être pas plus que les autres causes
habituelles d'aliénation mentale. Mais il est encore presque à son origine, il ne fait que renaître de ses cendres;
laissez-le marcher et vous verrez bientôt l'ample moisson
de têtes trop ardentes qu'il amènera sous la douche.

« On ajoute : « Si un individu devient fou..., cette « folie doit revêtir le caractère de la cause qui l'a pro- « duite, etc. » C'est là une question de pathologie mentale que je n'ai nulle envie de traiter dans votre journal. Je ferai seulement remarquer que mon adversaire, le *médium écrivain*, a déclaré lui-même qu'il n'était pas ana- tomiste ni médecin, ce qui veut dire assurément qu'il n'a jamais fait d'études spéciales sur la folie. Cela se voit, monsieur le rédacteur, cela se voit du reste à la manière dont il parle sur le sujet ; mais avec le temps, et le spiri- tisme aidant, nul doute que monsieur le *médium écrivain* ne recueille des observations semblables aux nôtres, et ne serve lui-même de preuves à la vérité de nos assertions.

« Recevez, monsieur le rédacteur, mes excuses pour l'ennui et l'embarras que cette polémique doit vous causer, et soyez assuré de ma parfaite considération.

« PHILIBERT BURLET,
« *Interne à l'hospice de l'Antiquaille.* »

Enfin la *Revue spirite* de février 1863, contient l'ar- ticle suivant de M. Allan-Kardec :

Sur la folie spirite. — Réponse à M. Burlet, de Lyon.

« Le feuilleton de la *Presse* du 8 janvier 1863 contient l'article suivant, tiré du *Salut public de Lyon*, et que la *Gironde* de Bordeaux s'est empressée de reproduire, croyant y trouver une bonne fortune contre le spiritisme :

SCIENCES.

« M. Philibert Burlet, interne des hôpitaux de Lyon,
« a lu récemment à la Société des sciences médicales de
« cette ville un intéressant travail sur le spiritisme con-

« sidéré comme cause d'aliénation mentale. En présence
« de l'épidémie qui sévit en ce moment sur la société
« française, il ne sera sans doute pas dépourvu d'utilité
« de signaler les faits contenus dans le mémoire de
« M. Burlet.

« L'auteur a décrit avec soin six cas de folie, dite
« aiguë, observés par lui-même à l'hôpital de l'Anti-
« quaille, et dans lesquels on suit sans aucune difficulté
« la relation directe entre l'aliénation mentale et les pra-
« tiques spirites. M. le docteur Carier, dit-il, a eu pour
« sa part l'occasion, et depuis peu de temps, de traiter
« et de voir guérir, dans son service, trois femmes que
« le spiritisme avait rendues folles. Au reste, il n'est
« pas un seul médecin, s'occupant spécialement d'alié-
« nation mentale, qui n'ait eu à observer en plus ou en
« moins grand nombre des cas analogues, sans parler,
« bien entendu, *des troubles intellectuels ou affectifs qui,*
« *sans aller jusqu'au point que l'on est convenu d'appeler*
« *la folie, ne laissent pas que d'altérer la raison et de ren-*
« *dre le commerce de ceux qui les présentent désagréable et*
« *bizarre.* Cette influence de la *prétendue* doctrine spirite
« est aujourd'hui bien démontrée par la science. Les ob-
« servations qui l'établissent se compteraient par milliers.
« Si, dit M. Burlet, dans les autres parties de la France,
« les cas de folie causés par la doctrine des médiums
« sont aussi fréquents que dans le département que nous
« habitons, et il n'y a pas de raison pour qu'il n'en soit
« pas ainsi, il nous semble hors de doute que le spiri-
« tisme peut prendre place au rang des causes les plus
« fécondes d'aliénation mentale. » 'En terminant, l'au-
« teur exhorte les pères et mères de famille, les chefs
« d'atelier, etc., à veiller à ce que leurs enfants ou leurs
« employés ne se rendent jamais dans « ces réunions spi-
« rites appelées des groupes, et dans lesquelles, ajoute-
« t-il, le péril pour la raison n'est certainement pas le
« seul à craindre. »

« Il est donc d'une incontestable utilité de donner de

« la publicité aux faits de ce genre consciencieusement
« recueillis, comme ceux de l'interne des hôpitaux de
« Lyon. Non pas qu'il y ait la moindre chance pour qu'ils
« agissent sur les individus frappés déjà par l'épidémie ;
« le caractère de leur folie est précisément la forte con-
« viction d'être seuls en possession de la vérité. Dans
« leur humilité, ils se crient le don de communiquer
« avec les esprits, et ils traitent d'orgueilleuse la science
« qui ose douter de leur puissance. Victimes de l'hallu-
« cination qui les possède, leur prémisse admise, ils
« raisonnent ensuite avec une *logique irréprochable*, qui
« ne fait que les affermir dans leur aberration. Mais on
« peut conserver l'espoir d'agir sur les intelligences en-
« core saines qui seraient tentées de s'exposer aux sé-
« ductions du spiritisme, en leur signalant le danger,
« et les garantir ainsi contre ce danger. Il est bon de
« savoir que les pratiques spirites et la fréquentation
« des médiums — qui sont de véritables hallucinés —
« est nécessairement malsaine pour la raison. Les seuls
« caractères fortement trempés peuvent y résister. Les
« autres y laissent toujours une partie, petite ou grande,
« de leur bon sens. — A SANSON. »

« Cet article peut faire le pendant des sermons relatés
dans l'article précédent ; on peut y voir, sinon une com-
munauté d'origine, du moins une intention identique :
celle de soulever l'opinion contre le spiritisme par des
moyens où percent la même bonne foi ou la même ignorance des choses. Remarquez la gradation qu'ont suivie
les attaques depuis le fameux et maladroit article de la
Gazette de Lyon (voir la *Revue spirite* du mois d'octobre
1860, page 254) ; ce n'était alors qu'une plate raillerie
où les ouvriers de cette ville étaient bafoués, ridiculisés,
et leurs métiers comparés à des potences. N'était-ce pas
en effet une maladresse insigne que de déverser le mépris
sur les travailleurs et les instruments qui font la prospérité d'une ville comme Lyon ? Depuis lors l'agression a
pris un autre caractère : voyant l'impuissance du ridi-

cule, et ne pouvant s'empêcher de constater le terrain que gagnent chaque jour les idées spirites, elle le prend sur un ton plus lamentable; c'est au nom de l'humanité, *en présence de l'épidémie qui sévit en ce moment sur la société française*, qu'elle vient signaler les dangers de cette *prétendue* doctrine qui rend *le commerce de ceux qui la professent désagréable et bizarre.* Compliment peu flatteur pour les dames de tous rangs, voire même les princesses, qui croient aux esprits. Il nous semble pourtant que les personnes violentes et irascibles devenues douces et bonnes par le spiritisme ne font pas preuve d'un trop mauvais caractère et sont moins désagréables qu'auparavant, et que parmi les non-spirites on ne rencontre pas que des gens aimables et bienveillants. Bien que l'on voie de nombreuses familles où le spiritisme a ramené la paix et l'union, c'est au nom de leur intérêt que l'on adjure « les ouvriers de ne point se rendre dans « ces réunions « appelées groupes, où ils peuvent perdre leur raison, « et bien d'autres choses, » trouvant sans doute qu'ils la conserveraient bien mieux en allant au cabaret qu'en restant chez eux.

« Le persiflage n'ayant pas réussi, voilà maintenant que les adversaires appellent la science à leur aide : non plus la science railleuse représentée par le muscle craqueur de M. Jobert (de Lamballe) (voir la *Revue spirite* de juin 1859, page 141), mais la science sérieuse, condamnant le spiritisme aussi gravement qu'elle a condamné jadis l'application de la vapeur à la marine, et tant d'autres utopies que l'on a eu plus tard la faiblesse de prendre pour des vérités. Et quel est son représentant dans cette grave question ? Est-ce l'Institut de France ? Non, c'est M. Philibert Burlet, interne des hôpitaux de Lyon, c'est-à-dire étudiant en médecine, qui fait ses premières armes en lançant un mémoire contre le spiritisme. Il a parlé, et de par lui et M. Sanson (de la *Presse*), la science a rendu son arrêt, arrêt qui, probablement, ne sera pas plus sans appel que celui des docteurs qui con-

damnèrent la théorie d'Harvey sur la circulation du sang, et lancèrent contre son auteur « des libelles et des dia-
« tribes plus ou moins virulentes et grossières (*Diction-*
« *naire des origines*). » Soit dit entre parenthèse, un travail curieux à faire serait une monographie des erreurs des savants.

« M. Burlet a observé, dit-il, six cas de folie aiguë pro-
duite par le spiritisme; mais comme c'est peu sur une population de 300,000 âmes, dont le dixième au moins est spirite, il a soin d'ajouter « qu'on les compterait par
« milliers si, dans les autres parties de la France, les cas
« de folie causés par la doctrine des médiums sont aussi
« fréquents que dans le département que nous habitons, et
« il n'y a pas de raison pour qu'il n'en soit pas ainsi. »

« Avec le système des suppositions on va fort loin, comme on le voit. Eh bien! nous allons plus loin que lui, et nous dirons, non par hypothèse, mais par affirmation, que, dans un temps donné, on ne comptera des fous que parmi les spirites. En effet, la folie est une des infirmités de l'espèce humaine; mille causes acciden-
telles peuvent la produire, et la preuve en est, c'est qu'il y a eu des fous avant qu'il ne fût question de spiritisme, et que tous les fous ne sont pas spirites. M. Burlet nous concédera bien ce point. De tout temps il y a donc eu des fous, et il y en aura toujours; donc si tous les habitants de Lyon étaient spirites, on ne trouverait de fous que parmi les spirites, absolument comme dans un pays tout catholique, il n'y a des fous que parmi les catholiques. En observant la marche de la doctrine depuis quelques années, on pourrait, jusqu'à un certain point, prévoir le temps qu'il faut pour cela. Mais ne parlons que du présent.

Les fous parlent de ce qui les préoccupe; il est bien certain que celui qui n'aurait jamais entendu parler du spiritisme n'en parlera pas, tandis que, dans le cas contraire, il en parlera comme il le ferait de religion, d'a-
mour, etc. Quelle que soit la cause de la folie, le nombre des fous parlant des esprits augmentera donc naturelle-

ment avec le nombre des adeptes. La question est de savoir si le spiritisme est une cause efficiente de folie.
M. Burlet l'affirme du haut de son autorité d'interne, en
disant que : « Cette influence est aujourd'hui bien dé-
« montrée par la science. » De là, criant au feu, il fait
appel aux rigueurs de l'autorité, comme si une autorité
quelconque pouvait empêcher le cours d'une idée, et sans
songer que les idées ne sont jamais plus propagées que
sous l'empire de la persécution. Prend-il donc son opinion et celle de quelques hommes qui pensent comme lui
pour les arrêts de la science ? Il paraît ignorer que le
spiritisme compte dans ses rangs un très-grand nombre
de médecins distingués, que beaucoup de groupes et sociétés sont présidées par des médecins qui, eux aussi,
sont des hommes de science, et qui prennent des conclu-
sions toutes contraires aux siennes. Qui donc a raison de
lui ou des autres ? Dans ce conflit entre l'affirmation et
la négation, qu'est-ce qui prononcera en dernier ressort ?
Le temps, l'opinion, la conscience de la majorité, et la
science elle-même qui se rendra à l'évidence, comme elle
s'y est rendue en d'autres circonstances.

« Nous dirons à M. Burlet : Il est contraire aux plus
simples préceptes de la logique de déduire une consé-
quence générale de quelques faits isolés, et à laquelle
d'autres faits peuvent donner un démenti. Pour appuyer
votre thèse, il faudrait un autre travail que celui que
vous avez fait. Vous avez, dites-vous, observé six cas ; je
vous crois sur parole ; mais qu'est-ce que cela prouve ?
Vous en auriez observé le double ou le triple, que
cela ne prouverait pas davantage, si le total des fous
n'a pas dépassé la moyenne. Supposons cette moyenne
de 1000 pour prendre un nombre rond ; les causes habituelles de folie étant toujours les mêmes, si le spiritisme
peut la provoquer, c'est une cause de plus ajoutée à toutes
les autres, et qui doit augmenter le chiffre de la moyenne.
Si, depuis l'introduction des idées spirites, cette moyenne,
de 1000 se trouvait portée à 1200, par exemple, et que

cette différence fût précisément celle des cas de folie spirite, la question changerait de face; mais tant qu'il ne
sera pas prouvé que, sous l'influence du spiritisme, la
moyenne des aliénés a augmenté, l'étalage que l'on fait
de quelques cas isolés ne prouve rien, sinon l'intention
de jeter du discrédit sur les idées spirites, et d'effrayer
l'opinion.

« Dans l'état actuel des choses, il reste même à connaître la valeur des cas isolés que l'on met en avant, et
de savoir si tout aliéné qui parle des esprits doit sa folie
au spiritisme, et pour cela il faudrait un juge impartial
et désintéressé. Supposons que M. Burlet devienne fou,
ce qui peut lui arriver tout comme à un autre; — qui
sait même? plutôt qu'à un autre, peut-être; — y aurait-
il rien d'étonnant à ce que, préoccupé de l'idée qu'il a
combattue, il en parlât dans sa démence? Faudrait-il en
conclure que c'est la croyance aux esprits qui l'aura rendu
fou? Nous pourrions citer plusieurs cas, dont on fait
grand bruit, et où il a été prouvé, ou que les individus
s'étaient peu ou point occupés de spiritisme, ou avaient
eu des attaques de folie caractérisée bien antérieures. A
cela il faut ajouter les cas d'obsession et de subjugation
que l'on confond avec la folie, et que l'on traite comme
tels au grand préjudice de la santé des personnes qui en
sont affectées, ainsi que nous l'avons expliqué dans nos
articles sur Morzine. Ce sont les seuls qu'on pourrait, au
premier abord, attribuer au spiritisme, bien qu'il soit
prouvé qu'ils se rencontrent en grand nombre chez les
individus qui y sont le plus étrangers, et que, par l'ignorance de la cause, on traite à contre-sens.

« Il est vraiment curieux de voir certains adversaires
qui ne croient ni aux esprits, ni à leurs manifestations,
prétendre que le spiritisme soit une cause de folie. Si
les esprits n'existent pas, ou s'ils ne peuvent se communiquer aux hommes, toutes ces croyances sont des chimères qui n'ont rien de réel. Nous demandons alors
comment rien peut produire quelque chose? C'est l'idée,

diront-ils; cette idée est fausse; or tout homme qui professe une idée fausse déraisonne. Quelle est donc cette idée si funeste à la raison ? la voici : *Nous avons une âme qui vit après la mort du corps; cette âme conserve ses affections de la vie terrestre, et elle peut se communiquer aux vivants.* Selon eux, il est plus sain de croire au néant après la mort; ou bien, ce qui revient au même, que l'âme perdant son individualité se confond dans le tout universel, comme les gouttes d'eau dans l'Océan. Il est de fait qu'avec cette dernière idée on n'a plus besoin de s'inquiéter du sort de ses proches, et que l'on n'a qu'à songer à soi, à bien boire, à bien manger en cette vie, ce qui est tout profit pour l'égoïsme. Si la croyance contraire est une cause de folie, pourquoi y a-t-il tant de fous parmi les gens qui ne croient à rien ? C'est, direz-vous, que cette cause n'est pas la seule. D'accord, mais alors pourquoi voudriez-vous que ces causes ne pussent frapper un spirite tout comme un autre; et pourquoi prétendriez-vous rendre le spiritisme responsable d'une fièvre chaude ou d'un coup de soleil ? Vous engagez l'autorité à sévir contre les idées spirites parce que, selon vous, elles détraquent le cerveau; mais que n'appelez-vous aussi la vigilance de l'autorité sur les autres causes ? Dans votre sollicitude pour la raison humaine, dont vous vous faites le type, avez-vous fait le relevé des innombrables cas de folie produits par les désespoirs d'amour ? Que n'engagez-vous l'autorité à proscrire le sentiment amoureux ? Il est avéré que toutes les révolutions sont marquées par une recrudescence notable dans les affections mentales; c'est donc là une cause efficiente bien manifeste, puisqu'elle augmente le chiffre de la moyenne; que ne conseillez-vous aux gouvernements d'interdire les révolutions comme chose malsaine ? Puisque M. Burlet a fait le relevé *énorme* de six cas de folie soi-disant spirite, sur une population de 300,000 âmes, nous engageons les médecins spirites à faire celui de tous les cas de folie, d'épilepsie et autres affections causées par la peur du diable, l'effrayant tableau des tortures éternelles de l'enfer, et l'ascétisme des réclusions claustrales.

« Loin d'admettre le spiritisme comme une cause d'accroissement dans la folie, nous disons que c'est une cause atténuante qui doit diminuer le nombre des cas produits par les causes ordinaires. En effet, parmi ces causes, il faut placer en première ligne les chagrins de toute nature, les déceptions, les affections contrariées, les revers de fortune, les ambitions déçues. L'effet de ces causes est en raison de l'impressionnabilité de l'individu ; si l'on avait un moyen d'atténuer cette impressionabilité, ce serait sans contredit le meilleur préservatif ; eh bien ! ce moyen est dans le spiritisme qui amortit le contre-coup moral, qui fait prendre avec résignation les vicissitudes de la vie ; tel qui se serait suicidé pour un revers, puise dans la croyance spirite une force morale qui lui fait prendre son mal en patience ; non-seulement il ne se tuera pas, mais en présence de la plus grande adversité, il conservera sa froide raison, parce qu'il a une foi inaltérable en l'avenir. Lui donnerez-vous ce calme avec la perspective du néant ? Non, car il n'entrevoit aucune compensation, et s'il n'a pas à manger, il pourra vous manger. La faim est une terrible conseillère pour celui qui croit que tout finit avec la vie ; eh bien ! le spiritisme fait endurer même la faim, car il fait voir, comprendre et attendre la vie qui suit la mort du corps ; voilà sa folie.

« La manière dont le vrai spirite envisage les choses de ce monde et de l'autre, le porte à dompter en lui les plus violentes passions, même la colère et la vengeance. Après l'article insultant de la *Gazette de Lyon*, que nous avons rappelé plus haut, un groupe d'une douzaine d'ouvriers nous dit : « Si nous n'étions pas spirites, nous « irions donner une volée à l'auteur pour lui apprendre « à vivre, et si nous étions en révolution, nous mettrions « le feu à la boutique de son journal, mais nous sommes « spirites ; nous le plaignons et nous prions Dieu de lui

« pardonner. » Que dites-vous de cette folie, M. Burlet ? En pareil cas qu'eussiez-vous préféré, d'avoir à faire à des fous de cette espèce, ou à des hommes ne craignant rien ? Songez qu'aujourd'hui il y en a plus de vingt mille à Lyon. Vous prétendez servir les intérêts de l'humanité, et vous ne comprenez pas les vôtres ! Priez Dieu qu'un jour vous n'ayez pas à regretter que tous les hommes ne soient pas spirites ; c'est à quoi vous et les vôtres travaillez de toutes vos forces. En semant l'incrédulité, vous sapez les fondements de l'ordre social ; vous poussez à l'anarchie, aux réactions sanglantes ; nous, nous travaillons à donner la foi à ceux qui ne croient à rien ; à répandre une croyance qui rend les hommes meilleurs les uns pour les autres, qui leur apprend à pardonner à leurs ennemis, à se regarder comme frères sans distinction de races, de castes, de sectes, de couleur, d'opinion politique ou religieuse ; une croyance en un mot qui fait naître le véritable sentiment de la charité, de la fraternité et des devoirs sociaux. Demandez à tous les chefs militaires qui ont des subordonnés spirites sous leurs ordres, quels sont ceux qu'ils conduisent avec le plus de facilité, qui observent le mieux la discipline sans l'emploi de la rigueur ? Demandez aux magistrats, aux agents de l'autorité qui ont des administrés spirites dans les rangs inférieurs de la société, quels sont ceux chez lesquels il y a le plus d'ordre et de tranquillité ; sur lesquels la loi a le moins à sévir, où il y a le moins de tumulte à apaiser, de désordres à réprimer ?

« Dans une ville du Midi, un commissaire de police nous disait : « Depuis que le spiritisme s'est répandu « dans ma circonscription, j'ai dix fois moins de mal « qu'auparavant. » Demandez enfin aux médecins spirites quels sont les malades chez lesquels ils rencontrent le moins d'affections causées par les excès de tous genres ? Voilà une statistique un peu plus concluante, je crois, que vos six cas d'aliénation mentale. Si de tels résultats sont une folie, je me fais gloire de la propager. Où ces

résultats sont-ils puisés? Dans les livres que quelques-
uns voudraient jeter aux flammes, dans les groupes que
vous recommandez aux ouvriers de fuir. Que voit-on
dans ces groupes que vous dépeignez comme le tombeau
de la raison? Des hommes, des femmes, des enfants, qui
écoutent avec recueillement une douce et consolante morale, au lieu d'aller au cabaret perdre leur argent et leur
santé ou faire du tapage sur la place publique; qui en
sortent avec l'amour de leurs semblables dans le cœur,
au lieu de la haine et de la vengeance.

« Voici de la part de l'auteur de l'article précité un
singulier aveu : « *Victimes de l'hallucination qui les possède, leur prémisse admise, ils raisonnent ensuite avec une
logique irréprochable qui ne fait que les affermir dans
leur aberration.* » Singulière folie en vérité, que celle qui
raisonne avec une logique irréprochable! Or, quelle est
cette prémisse? nous l'avons dit tout à l'heure : *L'âme
survit au corps, conserve son individualité et ses affections,
et peut se communiquer aux vivants.* Qu'est-ce qui peut
prouver la vérité d'une prémisse, si ce n'est la logique
irréprochable des déductions? Qui dit *irréprochable*, dit
inattaquable, irréfutable; donc, si les déductions d'une
prémisse sont inattaquables, c'est qu'elles satisfont à tout,
qu'on ne peut rien y opposer; donc, si ces séductions
sont vraies, c'est que la prémisse est vraie, parce que la
vérité ne peut avoir pour principe une erreur. D'un
principe faux, on peut sans doute déduire des consé-
quences en apparence logiques, mais ce n'est qu'une logique apparente, autrement dit des sophismes, et non
une logique irréprochable, car elle laissera toujours une
porte ouverte à la réfutation. La vraie logique est celle
qui satisfait pleinement la raison : elle ne peut être con-
testée; la fausse logique n'est qu'un faux raisonnement
toujours contestable. Ce qui caractérise les déductions de
notre prémisse, c'est d'abord qu'elles sont basées sur l'observation des faits; en second lieu qu'elles expliquent
d'une manière rationnelle ce qui, sans cela, est inexpli-

cable. A notre prémisse, substituez la négation, et vous vous heurtez à chaque pas contre des difficultés insolubles. La théorie spirite, disons-nous, est basée sur des faits, mais sur des milliers de faits, se reproduisant tous les jours, et observés par des millions de personnes; la vôtre sur une demi-douzaine observés par vous. Voilà une prémisse dont chacun peut tirer la conclusion. »

RÉPONSE A M. ALLAN-KARDEC

Vous venez d'écrire de singulières choses, M. Kardec! A vous qui dites : « Les fous parlent de ce qui les préoccupe; il est bien certain que celui qui n'aurait jamais entendu parler du spiritisme, n'en parlera pas, tandis que dans le cas contraire, il en parlera comme il le ferait de religion, d'amour, etc., » je réponds que par ces seules lignes il est prouvé que vous n'avez pas la moindre notion d'aliénation mentale, et par conséquent que vous feriez mieux de vous taire, car on s'expose à dire bien des erreurs en parlant de choses que l'on ne connait pas, et c'est ce que vous avez fait, M. Allan, quoique inspiré par les esprits supérieurs. Vouloir parler et discuter folie avec vous serait perdre son temps. Je vous renvoie à ma réponse à la lettre de M. Edoux, et vous l'applique en tous points.

J'arrive à vos autres arguments : que des dames de tous rangs, voire même des princesses, croient aux esprits et s'occupent de spiritisme; c'est certainement d'un très mauvais exemple, mais qu'est-ce que cela prouve? Cela prouve uniquement que la sottise n'est pas le lot seulement des classes simples; d'ailleurs d'autres dames et d'autres princesses non moins grandes se moquent de vos jongleries.

Quant à « déverser le mépris sur les travailleurs et les instruments qui font la prospérité d'une ville comme Lyon, » telle n'a jamais été mon intention. Je les connais, les ouvriers, je les ai vus de près, quelques-uns sont mes amis et je regrette de n'en pas avoir davantage parmi eux, j'en serais honoré; mais je ne confonds pas avec les ouvriers, ces fainéants qui vont écouter vos leçons, perdre leur temps et leur raison aux séances spiritistes, et si jamais j'ai jeté le blâme sur quelque instrument, ce n'est pas sur les instruments avec lesquels les ouvriers gagnent leur pain de chaque jour, mais c'est sur votre plume, à vous, avec laquelle vous le leur faites perdre. La faim est une terrible conseillère, vous le dites vous-même, eh bien! n'enlevez donc pas aux ouvriers le moyen de l'apaiser; tous vos livres ne valent pas une livre de farine, l'argent qu'ils emploient à les acheter servirait plus utilement à nourrir leurs familles. Mais cela ne ferait pas votre affaire, ô sublime philantrope!

« Beaucoup de médecins, dites-vous, sont à la tête de sociétés, de groupes spiritistes. » Et après? Vous n'êtes pas le seul, M. Kardec, à aimer l'argent; pour en gagner vous n'êtes pas le seul à employer des moyens indignes; parmi les médecins, quelques-uns peuvent marcher sur vos traces, mais ceux-là sont la honte et la douleur du corps médical, et même je nie qu'ils soient en aussi grand nombre que vous l'assurez. Telle est mon opinion, monsieur, et beaucoup de médecins pensent comme moi.

Je crie au feu, je fais appel aux rigueurs de l'autorité, j'engage l'autorité à sévir contre les idées spiritistes! Ce que vous avancez là, prouve que vous attaquez mon travail sans l'avoir lu. Voici textuellement mes paroles : « Est-ce à dire que pour ce faire, nous réclamions l'intervention de l'autorité publique? Cette pensée est bien

loin de nous. Ne donnons pas au spiritisme le prestige
d'une persécution qui ne ferait que grandir son succès. »
Vous auriez vu, que pour cette fois, je suis complétement
de votre avis, car vous ajoutez : « Comme si une autorité
quelconque pouvait empêcher le cours d'une idée, et sans
songer que les idées ne sont jamais plus propagées que
sous l'empire de la persécution. » Vous me faites dire
cependant juste le contraire de ce que j'ai dit. Donc, vous
ne m'avez pas lu, ou si vous m'avez lu, vous m'attaquez
avec une insigne mauvaise foi en faisant au public cet
impudent mensonge. Que les militaires spirites, que les
citoyens spirites soient plus soumis, les premiers à leurs
chefs, les seconds à leurs commissaires de police ; à cela
je réponds que nos soldats n'ont pas besoin du spiritisme
pour se bien conduire ; quant aux autres, monsieur, j'i-
gnore ce qu'ils font, la police ne me dit pas ses secrets.
Je ne fréquente pas la police, moi.

Je vous admire, monsieur, si vous avez pu tracer sans
rire le parallèle suivant : « En semant l'incrédulité, vous
sapez les fondements de l'ordre social, vous poussez à l'a-
narchie, aux réactions sanglantes ; nous, nous travaillons
à donner la foi à ceux qui ne croient à rien, à répandre
une croyance qui rend les hommes meilleurs les uns pour
les autres, qui leur apprend à pardonner à leurs ennemis, à se regarder comme frères sans distinction de
races, de castes, de sectes, de couleur, d'opinion politique
ou religieuse ; une croyance en un mot qui fait naître le
véritable sentiment de la charité, de la fraternité et des
devoirs sociaux. »

C'est entendu : vous travaillez à faire fleurir parmi les
hommes la liberté, l'égalité et la fraternité. J'en suis bien
convaincu, et je voudrais si fort que cette conviction fût
celle de tout le monde que je vais signaler de quels outils
vous vous servez pour faire cet admirable travail :

1° *Le Spiritisme à sa plus simple expression.* — Prix :
15 centimes. — 20 exemplaires : 2 francs.

2º *Qu'est-ce que le spiritisme?* — Prix : 75 centimes.

3º *Le Livre des esprits*, in-8º, 500 pages. — Prix : 6 francs.

4º *Le Livre des médiums*, grand in-18, 500 pages. — Prix : 3 francs 50 centimes.

5º *Voyage spirite* en 1862. — Prix : 1 franc.

6º *La Revue spirite*, journal mensuel. — Prix, pour la France et l'Algérie : 10 francs. Le numéro séparé, 1 fr.

On ne reçoit que les *lettres affranchies*.

Quel arsenal! Quelle variété d'instruments! Il y en a pour tous les goûts, et surtout pour toutes les bourses. Le prix en est modique, bien pauvre celui qui ne peut en faire l'acquisition. Vous devez faire de belles affaires, monsieur Allan-Kardec.

Vous êtes facétieux, M. Allan, et, puisque vous avez amené la discussion sur le terrain des personnalités en faisant à mon endroit des plaisanteries d'un goût plus ou moins douteux, je vais vous y suivre. Vous avez dit qui je suis, voyons donc un peu qui vous êtes. Qui vous êtes? Eh bien! je ne vous connais point; j'ignore, et beaucoup d'autres avec moi, quelle individualité se cache sous ce nom tant soit peu grotesque d'Allan-Kardec, qu'on dirait puisé dans les *Mille et une nuits* ou dans les contes bretons. Je vous accepte avec ce pseudonyme; et de deux choses l'une : ou vous êtes persuadé de la vérité et de l'excellence du spiritisme, votre œuvre, ou vous ne l'êtes pas. Pourquoi ne pas vous montrer sous votre vrai nom? D'autres avant vous ont voulu fonder des systèmes religieux ou politiques; ils ne s'en sont point cachés, quelquefois même ils laissèrent leur nom à leur œuvre. On a pu les regarder comme des hommes singuliers, à idées plus ou moins saines, mais jamais comme de malhonnêtes gens; leur honorabilité n'a jamais été suspectée. Vous auriez pu être, mais vous n'êtes pas dans le même cas. Vous vous cachez sous un faux nom, donc vous ne croyez pas vous-même à la doctrine que vous prêchez: vous en rougissez peut-être en secret, si vous n'avez pas perdu toute pudeur, et vous avez raison cette fois, car vous jouez le rôle d'un immense charlatan. Je suis poli.

Quelle confiance voulez-vous donc que j'accorde à une doctrine dont le premier apôtre refuse de se faire connaître et d'endosser la responsabilité de ses actes?

Telle est la réponse qu'un simple interne des hôpitaux de Lyon, non membre de l'Institut, pouvant devenir fou tout comme un autre, qui sait même? plutôt qu'un autre peut-être, vous adresse, M. Allan-Kardec, à vous inconnu de naissance, spirite par vocation et médium par état.

N. B. Il est si vrai que le spiritisme ne peut produire l'aliénation mentale, qu'un des médiums les plus connus et, j'ai pu m'en assurer, des plus convaincus de Lyon, vient de me faire connaître un fait surprenant.

Il a été décidé depuis peu de temps que, dans notre ville, un établissement spécial serait créé pour recevoir gratuitement les adeptes que la doctrine des esprits rendrait fous. La médecine et les médecins en seraient religieusement écartés; l'imposition des mains aux aliénés et l'invocation aux esprits supérieurs constitueront tout le traitement.

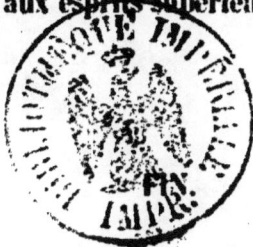

www.ingramcontent.com/pod-product-compliance
Lightning Source LLC
Chambersburg PA
CBHW070804210326
41520CB00011B/1820